JN272811

顧みられない熱帯病と国際協力
―ブルーリ潰瘍支援における小規模NGOのアプローチ―

新山智基

学文社

顧みられない熱帯病と国際協力
―ブルーリ潰瘍支援における小規模NGOのアプローチ―

目　次

序　章 ………………………………………………………………………… 1

第1章　感染症(熱帯病)を取り巻く議論と国際的な対策 ……… 11
1．熱帯風土病のグローバル化 ……………………………………… 11
　(1)　グローバル化と感染症　11
　(2)　環境問題と感染症　14
2．WHOによる「顧みられない熱帯病」概念の提起 ……………… 15
　(1)　顧みられない熱帯病とは　15
　(2)　共通の特徴　17
　(3)　ミレニアム開発目標との関わり　21
3．感染症をめぐる国際協力とNGO ……………………………… 23
　(1)　感染症をめぐる国際協力　23
　(2)　NGOの関わり　26
　(3)　ネットワーク構築の意義　29

第2章　ブルーリ潰瘍の現状と取り組み ……………………… 39
1．ブルーリ潰瘍の歴史と医学的現状 ……………………………… 40
2．WHOとブルーリ潰瘍イニシアティブ会議 …………………… 46
3．感染流行地域の社会事情とブルーリ潰瘍の現状 ……………… 50
　(1)　西アフリカ地域の概観　50
　(2)　ガーナ共和国　52
　(3)　ベナン共和国　58
　(4)　トーゴ共和国　60
4．ブルーリ潰瘍問題におけるNGOの位置と役割 ……………… 65

第3章 感染地域の社会経済的問題と
WHOの医療中心型援助の限界 ……… 74
1．国際医療機関としてのWHO ……………………… 74
2．ブルーリ潰瘍をめぐるWHOの動向 ……………… 76
3．WHO援助の限界 …………………………………… 83
4．社会経済的問題 ……………………………………… 84
5．医療従事者の都会集中と頭脳流出 ………………… 88

第4章 神戸国際大学ブルーリ潰瘍問題：
支援プロジェクト(Project SCOBU)の役割 ……… 95
1．支援に至るまでのプロセス ………………………… 95
2．支援活動の具体例 …………………………………… 97
  (1) 医療的な分野を超えた支援　98
  (2) 教育的な視点からの支援　101
3．Project SCOBUの活動分析 ……………………… 104
4．小規模NGO支援の可能性 ………………………… 106
  (1) 小規模NGOの特徴　106
  (2) 資源の効果的活用　108

第5章 感染症対策ネットワークの構築可能性：
ブルーリ潰瘍問題からの模索 ……………… 112
1．ブルーリ潰瘍の連携モデル ………………………… 113
  (1) WHO，政府，WHOの役割　113
  (2) 連携モデル：ガーナ・ベナン型とトーゴ型　117
2．感染症対策ネットワークの構築と小規模NGOの役割 …… 119

終　章 ……………………………………………………… 123

参考文献	132
参考資料	147
写真でみるアフリカ	159
初出一覧	162
あとがき	164

序章

　本書の目的は,「顧みられない熱帯病(Neglected Tropical Diseases)」のひとつである「ブルーリ潰瘍(Buruli ulcer)」を素材とし,感染症に対する地球規模での取り組み(国際協力)の現状とグローバルな感染症対策ネットワークの構築可能性について明らかにしていくことである。

　人類の歴史は感染症との闘いの歴史ともいわれている。かつてハンセン病,コレラ,梅毒などは,戦争や商業活動のために広範囲に移動するようになった人間とともに感染地域を拡大してきた。とくに,地球規模の産業発展や開発に拍車が掛かった20世紀後半になると,エイズやSARSのように,それまで地域的に封じ込められていた一定地域内の疾病(風土病)が感染症として地域外にも脅威をもたらすまでになった。世界保健機関(World Health Organization：WHO)の報告書("*Strategic and technical meeting on intensified control of neglected tropical diseases: A renewed effort to combat entrenched communicable diseases of the poor*" A report of an international workshop 2006)で指摘されているように,とくに熱帯での感染症(いわゆる熱帯病)が驚異的な猛威をふるっていることは明らかであり,その危険性については,近年,報道等でも注目され,世界的な対策の重要性が認識されはじめてきた。例えば,2007年にはア

メリカ合衆国のブッシュ政権も HIV／エイズ対策費の増額を連邦議会に呼びかけるまでになっている。しかし，実際に対策がとられているのは世界で流行している感染症のごく一部に過ぎず，その多くは手付かずのままである。本研究で取り上げるブルーリ潰瘍も注目されることがなかった熱帯病感染症，すなわち「顧みられない熱帯病」のひとつとして，十数年前から一部の専門家によって問題提起がなされてきたものである。

　顧みられない熱帯病対策の特徴は，*Neglected Tropical Diseases, Hidden successes, Emerging opportunities*(World Health Organization, 2006)で示されているように医学的問題に留まらないところにある。緊急の対応を迫られている地域がサブサハラ(サハラ以南アフリカ)のような熱帯貧困地帯に多く，インフラが十分に整っていないことも問題を複雑化させている。都市部ではある程度の対応ができる感染症でも，地方部では公衆衛生のネットワークの鍵となる保健所の配置さえも不十分で，交通網の整っていないことも相まって，健康・栄養面での指導も困難を極めている。すなわち，開発途上国特有の社会経済的問題が感染症への効果的対応を遅延させる重要な要因となっているのである。つまり，この問題へは社会・経済的要因に加え，歴史的，研究開発的，文化的，政治的，自然環境・生活環境要因など多岐にわたる問題が複雑に絡んでいるため，これらに配慮した対策が必要とされているのである。

　国際連合は，こうした世界的な諸問題の解決に向けての取り組みとして，2015年までに一定の数値目標を達成することを目標とした「ミレニアム開発目標(Millennium Development Goals)」を採択した。これには，貧困や教育，また感染症の分野などが取り組みの対象として挙げられ，「顧みられない熱帯病」も含まれている。ミレニアム開発目標を達成するためには，政府や国際機関だけでなく，国際NGOのような支援団体の協力が不可欠となっている。政治・政策的に介入しにくく，対応が遅れてしまいがちな分野での国際NGOの活動の重要性は開発途上国地域において著しく，今やNGO無しでは国際社会が要請する包括的な支援を実現することは不可能となっているのである。

とはいえ，NGO/NPO が提供できる支援は，対象や支援の規模において限定的であることも事実である。個々の支援団体が熱帯病対策に必要な多岐にわたるニーズに応えることは難しい。NGO/NPO に期待すべきことは，むしろ，複数の異なる特徴をもつ支援団体が国際機関や被支援国家の政府の協力を得ながら，最も効果的な支援を実現することではないだろうか。

　このような問題関心から，本書では次の 5 つの構成となっている。第 1 章では，グローバルな感染症対策ネットワークの構築可能性の論議に向け，先述したような感染症を取り巻く状況やミレニアム開発目標などの動向に加え，NGO の関わり，ネットワーク構築といった先行研究を検討する。例えば，1960 年代以降確立していく発展途上国に対する国際的な援助は，デビット・コーテン(David Korten)にみられるような問題認識や担い手，対象，支援期間などによる NGO の活動・発達段階理論や戦略理論を構築させた。

　また，顧みられない熱帯病が顧みられるようになったひとつのきっかけには，1980 年代から 1990 年代にかけてのアフリカの民主化の動きが挙げられる。この時期には，開発援助や国際 NGO など，発展途上国を援助する傾向が高まった時期でもあり，多くの援助国の NGO 活動が国や地域への社会・経済に与える影響は大きく(例えば，道路整備による流通網の拡大や上下水道，排水路などの整備による公衆衛生の向上など)，国家財政が乏しい地域では社会を担う(支える)存在となった。また，グローバル化の加速による交通網や通信網の発達は，今まで鎖されていた世界の実情を全世界に発信した。このことによって，今まで地域の問題として捉えられ，注目されていなかった問題が急速に世界に拡大・配信され，世界規模の問題として表面化していくのである。

　グローバルな感染症のなかでも，顧みられない熱帯病・ブルーリ潰瘍問題に焦点を当てて議論を展開し，ネットワークの構築と小規模 NGO の役割を明らかにするために，上述した先行研究を考察することは必要不可欠である。

　第 2 章では，顧みられない熱帯病・ブルーリ潰瘍問題が抱える問題を明らかにすることである。現在，ブルーリ潰瘍は西アフリカ・中央アフリカ諸国，

東南アジアなどの地域で，最低でも 32 の国や地域で流行しており，熱帯・亜熱帯地域を中心に発生が確認されている。発病すると，痛みのない丘疹と呼ばれる虫さされのような潰瘍が初期症状として現れ，これが広がると患部(手足に現れることが多い)の切断，あるいは切除の手術が必要となる。発病の原因となる病原菌は，マイコバクテリウム・アルセランスであることが解明されているが，感染源や感染経路はいまだ研究段階にあり，完全には解明されていない。

加えて，支援ネットワークの構築には次のような問題もある。日本などの先進国では，国全体(各地域)が通信網や流通網がネットワーク化されており，全国どこへ行っても同じ情報・医療サービスを享受できる。しかし，アフリカなどの発展途上国では，各集落単位での孤立した特異な社会を形成しているケースが多く，それが情報や医療サービスの浸透を妨げる結果ともなっている。ブルーリ潰瘍の組織病理学の先駆者のひとりであるウェイン・M・マイヤーズ(Dr. Wayne M. Meyers)博士は，*Tackling Two Global Scourges* (U.S. Medicine Information Central, 2005)で，この問題を解く鍵が医学的な要素よりも既存する社会経済的問題の解決にあると示している。また，フランソワズ・ポーテール(Françoise Portaels) 博士も *Bruli Ulcer* (Mycobacteriology Unit, Institute of Tropical Medicine Antwerp)において同様の見解を示している。

治療に関する研究は，現在，抗生物質の研究が進められ，早期に発見されたものは潰瘍が縮小することが研究段階で明らかとなっている。だが，感染による致死性は低いものの，発症した場合の自然治癒率が低いため，多くの症例は抗生物質を使用した場合でも，最終的には外科的治療法による患部の切除や切断に頼らざるを得ない状況である。

発見を困難にさせている原因として，経済的・宗教的な理由で医療にかかれないことや医師の知識不足からブルーリ潰瘍患者と特定できないこと，インフラの不整備から医療施設を利用できないなど多くの問題が点在している。また，医療を受けることができても，治療後には肉体的な障害や差別・偏見などの精神的な痛み，治療費の支払いが行えないなど，社会復帰を阻害しかねない多く

の困難が待ち構えている。

　第3章では，第2章で明らかにする問題に対して，どのような対策・支援が実施されてきたのかを調査に基づき検討する。とくに，これまでブルーリ潰瘍問題に取り組んできた国際機関(WHO)，政府(被援助国)，NGOの3者を取り上げ，考察する。顧みられない熱帯病として位置づけられているブルーリ潰瘍問題への取り組みは，WHOをはじめ，(感染流行国の)政府，NGOが協同しながら，問題解決に向けた対策および研究が進められている。一連の活動が本格化したのは，1998年に医療専門家で構成されるグローバルブルーリ潰瘍イニシアティブ(Global Buruli Ulcer Initiative：GBUI)が設立されたことが契機となった。以降，1998年に採択されたヤムスクロ宣言(Yamoussoukro Declaration)や，2004年に世界保健総会(World Health Assembly)で採択された研究と治療の確立を加速させるための決議(WHA57.1)[1]，そして，2009年3月にベナン共和国(以降，ベナンとする)開催の国際会議で採択されたコトヌー宣言(Cotonou Declaration)に至る10年間の成果が挙げられる。

　この間，WHOのリーダーシップの下で，流行国現地での実際の支援活動はNGOなどの各国の支援団体が行い，重要な役割を果たしてきた。アネスヴァッド財団(ANESVAD Foundation，スペイン)や日本財団をはじめとするGBUI設立当初から国際会議の運営や流行国政府のブルーリ潰瘍対策プログラム(National Buruli Ulcer Control Programme：NBUCP)全体に関わるマクロ規模の支援に携わる団体から，罹患者の治療，治癒後の個別支援に携わるミクロ規模の支援団体が存在する。

　ブルーリ潰瘍問題もNGOの協力を得て，ここ15年の間に徐々にその存在と脅威が認知されるようになった。例えば，ガーナ共和国(以降，ガーナとする)では，GBUI発足当初から積極的な助言を受け，NGOの資金提供によって，現在では国家的な保健システムのひとつとしてNBUCPが確立しつつある。このように医療NGOの支援事例として，ガーナなどのブルーリ潰瘍問題を取り上げながら，支援の実態やNGOの役割を明らかにする。

第4章では，支援団体のなかでも日本で数少ないブルーリ潰瘍支援団体である「神戸国際大学ブルーリ潰瘍問題支援プロジェクト(以降，Project SCOBU：Save the Children from Buruli Ulcer とする)」[2)]を取り上げる。Project SCOBU は，小規模 NGO でありながら，現在までにガーナ，ベナン，トーゴ共和国，コートジボワール共和国，カメルーン共和国(以降，トーゴ，コートジボワール，カメルーンとする)などの西アフリカ地域を中心として，施設建設補助から罹病した子どもの教育に至るまでの多様な視点から包括的な支援を提供している。

　Project SCOBU の活動のなかで特徴的なものとして，ガーナやトーゴ，ベナンへの支援がある。ガーナでは洗濯機寄付などの支援を行っている。現地では巡回診療が主になっているため，携帯用の器具が必要であるが，ガーナの病院(アフリカの多くの病院)では包帯等が不足しており，包帯は手洗いなどによって再利用されている。そのため，清潔さや時間の効率化などを考えると，包帯を再利用するためには専用の洗濯機が必要とされていた。ところが，政府等の公的な支援は医療品等の直接的なものに限られるため，医療関連周辺の支援まで行き届かない。このようなことを考慮し，病院本来の機能を果たせるような支援として，洗濯機や巡回診療に必要な携帯用簡易外科セットの寄付など間接的な医療支援にも携わってきた。これは，支援対象を固定化していない国際支援団体が試験的に行うことで，より広義な支援の必要性と有効性を喚起した支援ケースである。このケースは，WHO ブルーリ潰瘍対策専門家会議(WHO Annual Meeting on Buruli Ulcer)で発表され，WHO や他の NGO に大きな影響を与えることになった。

　また，ベナンへの「ブルーリ潰瘍こども教育基金」は，「ベナン共和国保健省ブルーリ潰瘍対策プログラム(Programme National de Lutte Contre l'Ulcere de Buruli)」へ基金提供を行い，ブルーリ潰瘍を含む感染症で入院を余儀なくされている子どもたちの病院内教育や治療後の就学復帰を支援するために用いられている。ブルーリ潰瘍は他の病気より治療費がかかるうえに，治療・入院中の食事をはじめとする身の回りの世話はその家族が行っているため，家族が負う経

済的負担は大きい。そのことが，子どもたちが就学復帰する際の大きな足かせともなっている。また，ブルーリ潰瘍を患った子どもたちの多くは，手や足の機能になんらかの後遺症をもつことが多く，学校教育とともに機能訓練を受けることで将来の経済的自立を図る必要がある。これらの点に着目し，病院内教育とその延長上で障害となり得る修学復帰支援を実施している。

さらにトーゴでは，ベナンと同様に「ブルーリ潰瘍こども教育基金」を実施し，加えて，早期発見・治療を実現できるように，フィールド・オペレーターと呼ばれる移動医療監視員[3]への支援，理学療法技術支援プログラムや専門書の寄付などの支援を展開してきた。

このような取り組みは，ブルーリ潰瘍や顧みられない熱帯病，また今後起こりうる感染症などの様々な問題に対して，小規模な非医療団体であっても必要かつ有効な国際支援活動を行えることを実証している。ブルーリ潰瘍問題へ取り組んでいる他の団体との大きな違いは，小規模NGOでありながら，医療分野だけでなく，教育や経済分野への援助を行っているところである。ブルーリ潰瘍問題は，その病状・病変がハンセン病と類似していたことから，ハンセン病に対する医療活動を行っていた多くの人々が，その研究や医療に関わってきた経緯がある。そのため，ほとんどの支援が医療分野に集中しているのである。

WHOは，保健・医療を中心とした機関であるため，性質上，他分野への支援を実施することは困難といえるだろう。WHOがイニシアティブをとる報告書や国際会議においては，機関の性質上，医療・保健分野に特化した政策・対策が目立ち，他の分野への政策・対策を作成することは難しく，包括的なアプローチを実行することは困難である。WHOのブルーリ潰瘍に対する国際的な取り組みは，1998年から現在をみる限り，依然として医療を中心とする傾向がある。医療だけでなく，貧困や教育を含めた包括的なアプローチが必要であるというのはWHO自身の基本認識でもあったはずである。しかし，疾病の蔓延している現地では，医療分野だけでなく，その医療を受けるための

資金，また治療後の就学問題など多くの問題が残されているため，このNGOが果たしている役割は大きい。

とりわけ当プロジェクトが実践しているニーズや援助手段に関する情報収集・分析方法，当事者や他機関とのパートナーシップの形成方法に焦点を当てながら，小規模NGOの利点と役割に関して明らかにしていく。今後さらに拡大する恐れのあるブルーリ潰瘍問題や顧みられない熱帯病問題に対して，Project SCOBUのような小規模NGOがどのような形で展開することが可能なのか，その組織や活動のあり方をも考察していきたい。

第5章では，以上のようなことを踏まえ，これからブルーリ潰瘍問題に対して，今後どのような形での支援を展開していくことが必要なのかを考察する。発展途上国（アフリカ）地域の個別性に配慮した多層的な国際支援（政府・国際機関・NGO（小規模NGO）をつなぐ）ネットワークの構築可能性を追求していくことで，ブルーリ潰瘍問題のみならず，他の顧みられない熱帯病や，今後拡大する恐れのある感染症（風土病・熱帯病）に対する普遍的なネットワークモデルを模索・構築することが目的である。ブルーリ潰瘍などの感染症に対して有効な対策をとるためには，アフリカ各国が抱える厳しい政治・経済・社会情勢に加えて，植民地支配時代の残響や多民族・多文化共生など地域の歴史的・文化的個別性に十分配慮した研究を実行していくことは急務である。実際にこのような地域での支援活動を通じて，各地域の個別的状況を明らかにしながら，また，国際機関，政府，NGOの3者の性質・性格，役割，問題点を明確にしながら，ネットワークの構築可能性を実証的に検討する。

以上が本書の構成である。本書を書き上げるにあたっては，ブルーリ潰瘍や顧みられない熱帯病に関する既存の文献研究に加え，7度のアフリカへの現地調査（2006年3月ガーナ，2007年3月ベナン，2009年3月ガーナ・トーゴ，2010年3月トーゴ・ベナン，2011年8月ガーナ，2012年8月トーゴ，2013年8月トーゴ）を通じて，ブルーリ潰瘍の実態とNGO活動の実状把握に努めた。調査では，WHOの医療ガイドラインの分析やWHOの担当者また流行地の政府担当者・

地方政府担当者へのインタビュー，現地の病院訪問，集落調査などを実施している。

　また7度，ブルーリ潰瘍の国際会議であるWHOブルーリ潰瘍対策専門家会議への参加・報告を通して，WHOの感染症部門ブルーリ潰瘍問題主任(Coordinator, the Global Buruli ulcer Initiative, Communicable Diseases)であるキンスリィ・アシエドゥ(Kingsley Asiedu)博士や当時ベナン厚生省の担当官であったクリスチャン・ジョンソン(Christian Johnson)博士と交流する機会をもち，本書の基礎となるヒントを得ることができた。それは，異なる特徴をもつ支援団体が国際機関や被支援国家の政府の協力を得ながら，効果的な支援ネットワークを展望する手がかりともなった。また，日本で数少ないブルーリ潰瘍問題への支援活動を実施しているProject SCOBUの活動に密着しながら，研究を展開してきた。

　「顧みられない熱帯病」の問題は，潜在的な人類全体への脅威となる可能性が高い。現在，加速する人的移動のグローバル化や温暖化問題による熱帯地域の拡大は，熱帯病の流行を招く恐れがある。このような全人類の問題に対して，地域レベルから世界レベルに至るまでどのような取り組みが必要なのか，本研究では「顧みられない熱帯病」問題のひとつである「ブルーリ潰瘍」を取り上げることで，ネットワークの構築や医療と教育・生活全般にわたる総合的(包括的)支援のあり方を考察する手がかりとする。本研究は，国際機関，政府，NGOの3者の役割を明らかにし，評価・課題の分析を丹念に行うことで，様々な問題を抱えるアフリカ支援のひとつのモデルを提供することにある。モデルの中核には筆者自身が実践的に参加してきた小規模NGOが据えられる。本書の意義は，多層的な国際支援ネットワークの構築という視角から，小規模NGOの可能性とその実行可能性条件を理論的・実践的に解明する点にある。ブルーリ潰瘍問題は，発展途上国や熱帯地域に存在する特有の疾病ではなく，日本にも症例が確認されている疾病である。日本国内においては，2013年末現在までに47件の症例[4]が確認され，近年増加傾向にある。このように，全

世界へと拡大する恐れのある潜在的な人類全体への脅威となる可能性が高い疾病に対して研究を進めていくことは重要であろう。

◇注◇

1) Resolution WHA57.1. Surveillance and control of Mycobacterium ulcerans disease (Buruli ulcer). In: Fifty-seventh World Health Assembly, Geneva, 17-22 May 2004. Resolutions and decisions, Annexes. Geneva, World Health Organization, 2004 (WHA57/2004/REC/1).
2) 神戸国際大学ブルーリ潰瘍問題支援プロジェクトは，難病に苦しむアフリカの子どもたちを支援するために，1999年にキャンパスNGOとして発足し，その後今日に至るまで小規模ながら活発な活動を続けている。本プロジェクトについては，〈http://www.kobe-kiu.ac.jp/~buruli/index.html〉を参照のこと。
3) 各地域・集落などを巡回し，病気を発見し治療を受けるように促すことや，啓発活動を通じて正しい知識・情報を提供する役目を担っている。
4) 「国立感染症研究所」http://www.nih.go.jp/niid/ja/bu-m/1842-lrc/1692-buruli.html 2014年5月1日 閲覧・取得

第1章

感染症(熱帯病)を取り巻く議論と国際的な対策

1 熱帯風土病のグローバル化

(1) グローバル化と感染症

　まず,限定的地域で発生する風土病がどのようにして熱帯地域で拡大し,地域を越えて地球規模に拡散されることになったのか,その一般的な病理に注目する必要があろう。ここでは,そのなかでも最も重要な感染経路について論じておきたい。

　感染症は,伝染性感染症(「生物から人」「人から人」など)と非伝染性感染症に大別される。伝染性感染症のうち,「生物から人」へと感染が拡大する場合は,病原微生物を媒介する生物によって,その被害の規模が決まる。例えば,蚊やネズミなどを媒介としているケースでは,媒介する生物の個体数が多いため,容易に多くの人々へ感染が拡大する。

　一方,「人から人」へ感染する場合は,感染症蔓延の条件として,ある程度の人口規模が必要である。小集団(例えばアフリカにおける未開発の集落)においては,それぞれの集団は分散・孤立して存在するため,集団内に感染症が発生しても,そのなかで死者は出るが,他の集団へ拡撒するリスクは少ない。病原微生物が生存するためには,常に人から人への(感染の)循環を必要とするため,小集団

内の出生サイクルではこの循環に追いつかず，病原微生物の生存は極めて困難となる。この循環を容易にするには，相互に密接な交流を維持する数十万規模の人口が必要である[1]。

　従来，「生物から人」あるいは「人から人」へと感染する感染症は，小集団内もしくは小地域内に留まり，消えていく場合が多く，そのような感染症は「風土病」といわれてきた。このように限定した地域で発生した感染症が他地域へと拡大した最大の要因は，熱帯地域の植民地化，そしてその後の国民国家の形成を通して，生物と人々の接触，人々同士の交流が盛んになったことが挙げられる。

　第二次世界大戦後の独立国家形成の動きのなかで，社会的・経済的安定は国の最重要課題であり，国民の健康保持は，国家を「統治」する上で必要不可欠なものとなった。その意味で，食料問題も医療問題も欠くことのできない国家的事業なのである。しかしながら，アフリカのみならずアジアにおける熱帯地域は，この世界的動向のなかで取り残され，政治闘争と内部分裂(ナイジェリアやコートジボワールなどの西アフリカや，コンゴなどの中央アフリカでは顕著である)を繰り返し，社会的・経済的安定が望めない状態が長く続いた。

　このような混沌とした政情の下では，国民の健康維持や医療制度の確立どころか国内発展を促す経済的発展も停滞するか，後退することになる。すなわち，風土病対策は国家予算の項目に挙げられることもなく，埋没させられてきたのである。

　熱帯病は，限定された地域における風土病として，あるいは一過性の流行病として考えられていた時代には，注目されることは少なかった。しかし，エボラ出血熱やエイズのように，感染経路が人類の共有する生活習慣にまで及び，国境を越えた広がりを見せるようになると，貧富の差や文化的差異に関係なく，人類共通の問題として捉えざるを得なくなってくるのである。かつて，ブルーリ潰瘍も風土病のひとつと考えられてきた。しかしながら，今日，その感染地域の拡大は既存の想定範囲を遥かに超えるものであり，感染者数は増大しつつ

ある。

　1970年代以降，経済の国際化に伴う移民の増大や内戦による難民問題を背景に，南北問題と呼ばれる経済格差が注目されるようになると[2]，それまでの国際支援のあり方（トリクル・ダウン（trickle down）理論などに基づく国家支援）に疑問が呈されるようになった。その結果，直接支援を含む人道的支援論が，より現実的な国際支援のあり方として登場するのである。支援現場での経験を反映したこの新理論に依拠すれば，食料支援のみを取り上げても，これまでのように被支援国家の未熟なロジスティックスに依存するのではなく，支援する側が物資を支援対象地域に直接運搬し，確実に支援対象者に渡すことが重要なのである。

　一方，近年，人々の交流がさらに活発化した要因として，急速なグローバル化が挙げられる。このグローバル化に伴って，遠隔地へ人やモノの輸送が容易になったが，同時に感染症もまた世界各地へ拡散された。なかでも，航空網の発達は，野生動物の輸出（密輸含む）を活発にし，驚くほどの素早さで感染症の拡散，あるいは蔓延を助長している。例えば，航空機に潜伏したマラリアが流行地から非感染地へ輸送され，空港職員や近隣住民に感染する「空港マラリア」や，給油に立ち寄った空港で感染してしまう「滑走路マラリア」など，航空機が発端となって拡大した感染症も少なくない[3]。

　グローバル化の時代にあっては，人々の交流は激化し，それまで地域に限定されていた問題が速やかに地域外に拡がり，地球規模の問題として表面化していく。こうした現象の背景には市場経済の拡大がある。これには，国民国家という壁を越えて，競争原理をベースにした市場経済化が進展し，規制緩和による商品・サービスなどが提供できるようになったことや，また株式市場・外国為替市場が24時間オープンになったことなどが大きな影響を与えている。

　しかし，反面，このことが国家間の貧富の差を拡大することにもなった。冷戦の終結によるソ連および東欧諸国の社会主義体制の崩壊によって，これらの国々が市場経済体制へと移行し，資本や労働力の東西移動が活発化したことも

大きな要因となった[4]。そして，感染症のグローバル化がクローズアップされるに伴い，あらためて熱帯地域における経済的貧困や公衆衛生，健康・栄養面での対策の不十分さが，世界的な問題として捉えられるようになったのである。

(2) 環境問題と感染症

感染症の拡大は，地球温暖化現象とも深く結びついているともいわれている。例を挙げるならば，台湾におけるデング熱[5]の例がある。デング熱は東南アジアや南アジア，カリブ海諸国などの熱帯・亜熱帯地域に多く見られるが，近年では台湾においても感染報告が増加している。台湾ではもともと，デング熱ウイルスは存在していなかったが，約20年前から発生するようになった。多くの感染が確認されている台湾南部の高雄や台南では，昔から貿易港として栄えてきたため，多くの伝染病が入ってくる可能性が高かった。

また，気温の上昇による温暖化の影響も危惧されている。冬になると気温が低くなるため蚊の繁殖は無くなるが，近年の温暖化による暖冬でデング熱ウイルスを媒介とする蚊の繁殖が抑えられなくなっている[6]。デング熱ウイルスを媒介とするヒトスジシマカは日本にも生息している。約50年前には，ヒトスジシマカの生息は栃木県が北限であったが，現在では岩手県や秋田県まで生息域が広がってきている[7]。これも温暖化が影響していることは明らかである。このような事実から，ヒトスジシマカ生息域がさらに北上し，デング熱が日本に上陸するだけでなく，世界全体へ拡散する可能性も否定できない。

以上のように，感染症の拡大はグローバル化や環境問題と密接に関係している。今後さらに地球温暖化が進み，熱帯・亜熱帯地域が拡大するようになると，グローバル化の加速と相まって「顧みられない熱帯病」が広がる恐れは現実的なものとなり，全人類の問題として受け止めるべきものとなることもあり得ない仮定ではない。

このような問題を踏まえて，次節ではまず，地球規模の重要な問題になりつつある「顧みられない熱帯病」の特徴について，次にこれに対する国際支援のあ

り方について考察を加えたい。

2　WHOによる「顧みられない熱帯病」概念の提起

(1)　顧みられない熱帯病とは

　前述したように，限られた地域の風土病が世界各地へと急速に拡大していった原因として，グローバル化や温暖化の他に，熱帯地域での感染症拡大の過程で十分な対策がとられなかったことが挙げられよう。

　限定された地域の風土病であったものが，世界へ拡大した代表例として，HIV／エイズウィルスがある。HIV／エイズは，1960年代から1970年代までは「スリム病」としてアフリカの限られた地域の風土病であったが，徐々に世界へと拡散して行った。1983年には，アメリカの疾病予防管理センター (Centers for Disease Control and Prevention)が，この疾病をエイズであると定義し，同年のWHOの会議でその定義が採択された。その後，HIV／エイズの知見は，血液製剤問題(薬害エイズ)がひとつの起因となって，急速に世界へ拡大していく。そして今日では，最も感染拡大を阻止し難い疾病のひとつになっている。WHOは，永年，このHIV／エイズをはじめ，マラリア，結核等，世界的に拡大した疾病対策を最優先課題として国際的な取り組みを行ってきた。

　その反面，熱帯地域で限局的に流行していた多くの疾病(風土病)対策がなおざりにされ，貧しい人々を追いつめ，苦しめる結果を招いた。このように半ば意図的に無視されてきた問題に大きな変化があったのが，2003年にベルリンで行われた国際ワークショップでの「顧みられない熱帯病(Neglected Tropical Diseases)」についての報告であった。この報告で特筆すべきことは，感染症や疾病に対してそれまでの医療中心の偏重的な取り組みから，貧困や教育などの分野も取り入れた包括的(総合的)アプローチへの指針が示されたことにある[8]。

　また，この報告ではいくつかの疾病が「顧みられない熱帯病(Neglected Tropical Diseases)」として取り上げられており，その特徴等が示されている。2006年に発行された *Neglected Tropical Diseases, Hidden successes, Emerg-*

ing opportunities[9]では，14の顧みられない熱帯病が挙げられ，さらに2010年に発行された *Working to overcome the global impact of neglected tropical diseases*[10]では，17にまで疾病数が増加している。以下，顧みられない熱帯病の対象となる疾病である。

- Buruli ulcer　　ブルーリ潰瘍
- Chagas disease　　シャガス病
- Cysticercosis　　嚢虫症
- Dengue/dengue haemorrhagic fever　　デング熱
- Dracunculiasis (guinea-worm disease)　　ギニア虫症(メジナ虫症)
- Echinococcosis　　包虫症
- Endemic Treponematoses (yaws, pinta, endemic syphilis…)　　トレポネーマ症
- Foodborne trematode infections　　食物媒介吸虫類感染症
- Human African trypanosomiasis　　アフリカ睡眠病
- Leishmaniasis　　リーシュマニア症
- Leprosy　　ハンセン病
- Lymphatic filariasis　　フィラリア病
- Onchocerciasis　　オンコセルカ症
- Rabies　　狂犬病
- Schistosomiasis　　住血吸虫症
- Soil-transmitted helminthiasis　　土壌伝播寄生虫症
- Trachoma　　トラコーマ

それでは，次にこの17の疾病が抱えている共通の特徴(問題)について考察しておきたい。その特徴が病理的な問題というよりも，政治・社会・経済的な問題であるだけに容易に解決できない場合が多いからである[11]。

(2) 共通の特徴

WHO の *Neglected Tropical Diseases, Hidden successes, Emerging opportunities*[12]によると，これまで約10億人[13]の人々が「顧みられない熱帯病」に感染し，毎年50万人が死亡しており，今現在も主に熱帯地域や亜熱帯地域の貧しい人々に影響を与えつづけている。発展途上国や熱帯地域のなかには，少なくとも5つ以上の顧みられない熱帯病の影響を受けている地域もある。図1-1に示す通り，このような厳しい現実に直面している国や地域の多くは，アフリカに集中している。また，「顧みられない熱帯病」の存在が確認されている70％以上の国と地域は，低所得・低中所得の経済規模である。こういった国々では，上水および下水設備の不備による水質汚濁，公共医療・保健施設の不足，人々の栄養不良など，社会を維持するために必要な基本的諸問題が整備されていない。

今日，世界中で5人に1人(約12億以上)が1日1.25ドル未満で生活してい

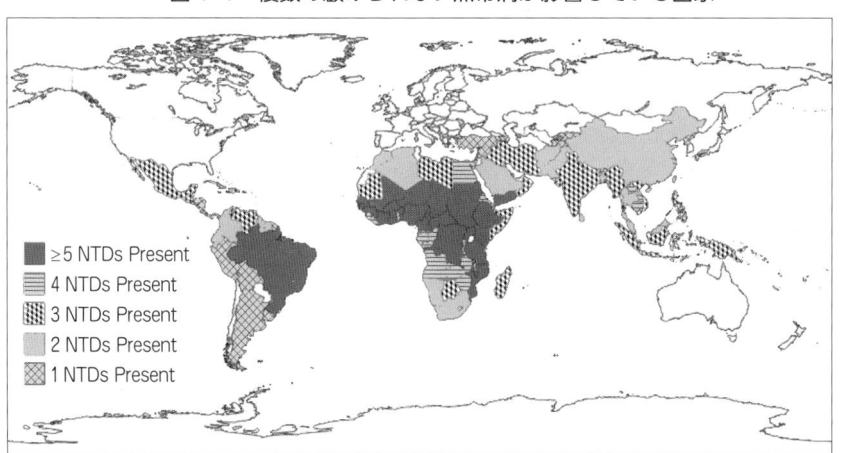

図1-1　複数の顧みられない熱帯病が影響している国家

〈典拠〉'CDC (Centers for Disease Control and Prevention)'
http://www.cdc.gov/globalhealth/ntd/diseases/ntd-worldmap-static.html　2014年5月1日閲覧・取得

るといわれているが,「顧みられない熱帯病」が流行しているサハラ以南アフリカでは, 人口の約48％が1日1ドル未満で生活を送っている(表1-1参照)。このような地域では, 医療以前の負の要因を数多く抱えているため, 効果的な感染症対策を立てることは極めて困難である。

「顧みられない熱帯病」は, 個々の患者の日常生活から社会的活動まで, 広範な影響を及ぼしている。すなわち, 治療の遅れによる身体的な苦痛, 病気の症状そのもの, 後遺症による肉体的変形, 病気に対する無知から生まれる人々の恐怖に基づいた偏見・差別などがそれである。その結果, これらの病気は精霊信仰などと結びつき, 患者の存在は隠匿され, 記録や記載も公にされず, 黙殺されてしまうことが多い。2000年に神戸国際大学主催で開催された日本初のブルーリ潰瘍に関するシンポジウムでは, 西・中央アフリカの各国駐日大使でさえ, 自国での病を認識していなかった。こうしたことを考えれば, 感染地域における医療行政の対応不足は深刻であったと判断せざるを得ない。

例えばハンセン病は, 聖書に登場する[14]以前の約1万年前には存在していたといわれる。約3000年前には中国で, 約2000年前には古代エジプトの首

表1-1　1日1.25ドル未満で生活する人の各地域の割合

地域	割合(%)				人数(100万人)			
	1990	1999	2008	2010 (推定)	1990	1999	2008	2010 (推定)
東アジア・太平洋諸国	56.2	35.6	14.3	12.5	926	656	284	251
欧州・中央アジア	1.9	3.8	0.5	0.7	9	18	2	3
ラテンアメリカ・カリブ諸国	12.2	11.9	6.5	5.5	53	60	37	32
中東・北アフリカ	5.8	5.0	2.7	2.4	13	14	9	8
南アジア	53.8	45.1	36.0	31.0	617	619	571	507
サハラ以南アフリカ	56.5	57.9	49.2	48.5	290	376	399	414
全体	43.1	34.1	22.7	20.6	1,908	1,743	1,302	1,215

〈典拠〉International Bank for Reconstruction and Development and World Bank (2014), *World Development Indicators 2014*, World Bank, p. 23

都アレクサンドリアで流行している[15]。ハンセン病患者は，古来より差別の対象であった。宮坂氏の研究によると，

> （患者と目される人々は）ハンセン病と判断されると，教会の前庭においてその旨が告げられる。そして，黒いヴェールに覆われ，床石に寝かされ，何度か土がかけられる。また別の習慣では，十字架を先頭に司祭に導かれるハンセン病患者の葬列が行われ，司祭はハンセン病患者を墓穴に入れて擬似的な埋葬が行われる。こうして市外へと追放され，地域によっては，市内に入って，物乞いが認められた。しかし，市民に触れることは禁じられ，人目を引く特別な格好や，木片などの音の出る道具により，ハンセン病患者であることを知らせていた[16]。

このような差別はハンセン病患者だけでなく，家族や親族もその対象となった。本人の意思に関わらず強制的な患者隔離が行われた時代もある。このように長い間，人として認められないような人権剥奪や迫害を受け，歴史的・社会的に人々の間で黙殺されてきたのである。

「顧みられない熱帯病」もまた，各国の医療・保健行政（や政治家）に認識・認知されない疾患であった。なぜならば，熱帯病に苦しめられている人々は，多くの場合，政治的発言権をもたず，社会の周辺に追いやられた人々だからである。このような背景も影響し，資源が限られた国々では顧みられない熱帯病に比べ，より易感染性で，死亡率が高い，HIV／エイズまたは結核などの感染症対策が優先されることが多いのである。

さらに，「顧みられない熱帯病」に関わる医薬品・医療器具の経済市場が成立していないために，これまでこれらに向けた新しい医薬品や医療機器の開発のための財源が確保できなかった。2000年のIMS Health社の統計によれば，世界の医薬品市場の販売総額は3,370億ドルで，その内訳は，北アメリカ39％，ヨーロッパ27％，日本16％，ラテンアメリカ7％，その他11％となっている。その他11％の多くはオーストラリア，東南アジア，中東などであり，「顧みられない熱帯病」が多く存在しているアフリカはじつに1.3％に過ぎない[17]。また，1995年に発表された治療法に関する研究論文95,417編をみていくと，熱帯

病に関する論文は182編に過ぎない[18]。1975年から1999年までにかけて開発された新薬は1,393種類であるが、そのうち熱帯病に関する治療薬は1％以下にとどまる[19]。このことから、熱帯病に関する経済市場の成立が遅れたことによって、研究が行われてこなかったことが分かる。

　その一方で、すでに治療法が確立されている「顧みられない熱帯病」は、安価で効果的な治療を受けることさえできれば、理論的には予防や根絶が可能である。表1-2に示したように、オンコセルカ症、フィラリア病、蠕虫病、トラコーマ、住血吸虫病などの治療薬がある感染症は、1年間に1人あたり約0.40ドルの資金さえあれば、大規模な患者数減少を達成することができるのである。しかし現実には、治療法が確立されている感染症も、現場レベルでは多くの人々が利用できる医療設備や保健システム、あるいはインフラの整備などが整っていないため、十分な治療は行われていない。

　このような状況に拍車を掛けているのが、地域の政治的不安定さがもたらす問題である。過去10数年の間に、内乱によってそれまで積み重ねてきたインフラ整備や医療システム構築の努力が徒労と化すケースは少なくなかった。コートジボワール、ブルキナファソ、トーゴ、ベナンなどの西アフリカ諸国や中央アフリカのコンゴがその例であろう。

表1-2　顧みられない熱帯病の治療の費用効果

顧みられない熱帯病	治療あたりの単価(US$)
オンコセルカ症	0.10-0.20
フィラリア病	0.03-1.50
土壌伝播寄生虫症	0.02
トラコーマ	0.30
住血吸虫症	0.20-0.30
ビタミンA欠乏症	0.02
上記すべての疾患に有効な化学療法パッケージを開発・提供した場合の予想年間費用	約0.40

〈典拠〉World Health Organization (2006), *Neglected Tropical Disease, Hidden successes, Emerging opportunities*, p.10

クーデターや政権交代による内乱は，国政の機能停止のみならず，各国政府やNGOの支援活動を停滞させることになる。国庫は武器・弾薬などの購入に費やされ，国民生活の根幹となるインフラや医療への投資が軽視され，国政の不安定さは熟練した医療スタッフの国外流出を促す結果ともなり，国民医療の発展が遅れる原因ともなっている。

　以上が「顧みられない熱帯病」が共有する問題点である。社会的・歴史的問題に加え，経済的・研究開発的な要因が複雑に絡むために，単なる医療(行政)のみのアプローチでは根本的な解決は難しい。そこに医療中心のアプローチから包括的アプローチ，すなわち医療，経済，教育などの多様な分野への支援へと移行すべき理由がある。

(3) ミレニアム開発目標との関わり

　環境や平和，難民，教育，保健医療，開発，貧困などの地球規模の問題に対するグローバルな枠組みに「ミレニアム開発目標(Millennium Development Goals：MDGs)」[20]がある。MDGsは，1990年代に開催された様々な国際会議やサミットで採択された国際開発目標に加え，2000年9月にニューヨークで開催された国連ミレニアム・サミットによって採択された国連ミレニアム宣言[21]を統合したものであり，以下の8つの目標を2015年までに達成しようとするものである[22]。

　　目標1：極度の貧困と飢餓の撲滅
　　目標2：普遍的初等教育の達成
　　目標3：ジェンダー平等推進と女性の地位向上
　　目標4：乳幼児死亡率の削減
　　目標5：妊産婦の健康の改善
　　目標6：HIV／エイズ，マラリア，その他の疾病の蔓延の防止
　　目標7：環境の持続可能性の確保
　　目標8：開発のためのグローバル・パートナーシップの推進

地球規模での問題が顕著に現れたのは，冷戦終結に伴うソ連および東欧諸国の社会主義体制の崩壊によるものが背景としてある。これらの国々が市場経済体制へ移行しはじめ，一方で，先進国は不況による失業者の増加などにより，援助疲れや開発援助の効果に対する批判を受けるようになった。これらの批判に対して，国連開発計画(United Nations Development Programme：UNDP)の『人間開発報告書』では，人間開発指標概念を導入し，世界銀行による『世界開発報告書(1990年)』では貧困をテーマとして，これらの批判に答える形となった。その後，1992年リオデジャネイロでの「国連環境開発会議」や1995年コペンハーゲンでの「世界社会開発サミット」を受け，経済協力開発機構(Organisation for Economic Co-operation and Development：OECD)は，「21世紀に向けて－開発協力を有した貢献－(いわゆるDAC新開発戦略)」を採択した。そのなかで,「すべての人の生活の質的向上」を開発目標として位置づけ，その実現に向けた目標として，1996年国際開発目標(International Development Goals：IDGs)[23]が設定された。このIDGsや世界銀行・国際通貨基金(International Monetary Fund：IMF)による貧困削減戦略書(Poverty Reduction Strategy Paper：PRSP)などの国際開発目標に加え，ミレニアム宣言を具体化したものがMDGsである[24]。

　国連ミレニアム・サミットが，2000年に開催された背景には，地球規模の死亡原因となっていたHIV／エイズ，マラリアおよび結核の流行があった。とくに，HIV／エイズの蔓延はもはや局地的な問題ではなく，地球規模で人命を脅かす「健康安全保障(Global health security)」の問題として捉えられるまでになっていた。

　さらにこの会議では，HIV／エイズ，マラリア，結核などの代表的な感染症のほか，局地的に蔓延している「顧みられない熱帯病」が取り上げられ，①その地域で生活している人々に重大な負担を強いていることや，②貧困や医療・保健制度の不備のために，多くの人々がすでに安価で効果的治療法が確立している治療さえ受けることができずにいること，加えて，③長期療養にかかるコス

トの重荷から，生産性の喪失，生活の質的低下，貧困の増悪を来たし，個人，家族，あるいはコミュニティ全体が莫大な損失を受けていることにも言及がなされた。

2003年のベルリンでの国際ワークショップでは，このような「顧みられない熱帯病」の現状に対して警鐘を鳴らし，コントロール対策の強化が謳われ，さらには「顧みられないコミュニティ」へ向けた包括的支援に焦点が移っていったのである。

WHOはまた，現時点において，これらの「顧みられない熱帯病」がグローバルな脅威でないとしても，その影響を受ける地域の人々にとっては，重大な健康問題であることを確認している[25]。

では，このような脅威に対して，実際どのような形で感染症をめぐる動向やNGOの活動が展開されてきたのだろうか。次節では，感染症をめぐる国際協力，NGO論に加え，支援を有効的かつ効果的に行うためのネットワークの構築の意義について考察していく。

3 感染症をめぐる国際協力とNGO

(1) 感染症をめぐる国際協力

今日，途上国における保健医療は，近代的な医療が普及しつつあるが，それ以前は伝統的な治療法としての呪術などが用いられてきた。現在でも呪術のような科学的な裏付けをもたない伝統的な治療法が主となっている地域も存在している。19世紀以前，西洋の医療は植民地のヨーロッパ人に限られ，植民地時代末期までは列強国の医療モデルが途上国の都市部でも重視されるようになってはいたものの，地方では依然として貧しい人々のニーズは無視されていた。1950年代から1960年代に入ると，アフリカ諸国の多くは植民地から独立し，地方部(農村地域)での予防医療を中心とする保健医療サービスを計画するものの，国際援助機関の多くは都市部での援助を中心としていた。大きな転換期となったのは，準医師や医療補助員(Health Assistant)などによる基本的保健医療のサ

ービスアプローチ(Basic Health Care Approach)や地域住民主体のヘルスケア(Community Health Care)の展開であった[26]。

しかし，世界的に見た場合，「世界の保健資源の多くは少数の限られた人々へのサービスとそれに必要な医学，医療の研究開発に向けられており，大多数はこの恩恵の外で日々さまざまな病気に悩んでいる」[27]という状況が変わることはなかったのである。

このような状況から脱するために実施されたのが，1978年のアルマ・アタ宣言で提唱されたプライマリー・ヘルス・ケア(Primary Health Care：PHC)である。この概念は，「2000年までに全ての人々に健康を」を目標に，健康教育，食料確保と適切な栄養，安全な水や衛生的な環境の確保，家族計画などの母子保健，予防接種，風土病の予防，簡単な病気やけがの治療，必須薬品の供給の具体的な8つの活動項目を挙げている。また，PHCは地域社会や地域住民が最大限の自助努力を行うこと，つまり自らを守るための住民参加を促している。

1980年代に入ると人間開発の概念が登場し，1994年に発行されたUNDPの「人間開発報告書」では，「すべての個人が人間としての能力を最大限に高め，経済・社会・文化などすべての領域で能力を十分に発揮できるようにする」ことが確認され，「人間開発(Human Development)」が提唱された。このような国際的な指針は，援助疲れや開発援助の効果に対する疑問の解決に向けた新たな方針のひとつであり，「人間の安全保障」の考えを促進させるものとなった。

2000年，国連ミレニアム・サミットでの日本の提唱により設置された「人間の安全保障委員会」は，アマルティア・セン，緒方貞子の両氏が共同議長に就任し，国際社会と密接な連携を取りながらの活動を展開した。同委員会が，2003年に発表した『人間の安全保障委員会 最終報告書』では，公衆衛生の分野に関して以下の報告を行っている。

> 保健サービスの進歩とは裏腹に，2001年だけで2,200万もの人々が予防可能な疾病により命を失った。また，HIVエイズは保健衛生史上最も破滅的な疾病となりつつある。世界的な感染症，貧困に起因す

る健康への脅威，及び暴力に起因する健康の剥奪は，緊急性と深刻度及び社会への影響にかんがみ特に重要であり，保健衛生に従事する者は保健サービスを公共財として促進すべきである。疾病の根本的原因を取り除き，早期警戒システムを提供するとともにひとたび危機が発生した時にその影響を緩和するためには，人々の情報へのアクセス確保を含めた社会制度整備に投資を行うとともに，保健に関する社会的行動を支援する必要がある。なかんずく，救命効果のある薬剤へのアクセスは途上国の人々には死活的である。この点，知的所有権に関する衡平な国際体制を確立し，研究開発に対するインセンティブを確保することと，救命効果のある薬剤が入手可能になることとのバランスを図る必要がある。国際社会はまた，例えば感染症に対する世界的な監視体制もしくは管理システムの構築を促進するため，世界的なネットワークとパートナーシップを形成する必要がある[28]。

　また，国際ミレニアム・サミット以降，グローバル・ヘルス(Global Health)が重要なものとして位置づけられるようになった。グローバル・ヘルスとは，国家の枠を超えた世界規模の健康上に影響を及ぼすものと提起され，地球規模の気象，難民，国際企業によるマーケティング，海外への旅行に伴う感染症の伝播などが含まれている。インターナショナル・ヘルス(International Health)ではなく，グローバル・ヘルスと記される理由には，国家の制度によるコントロールが難しいことが挙げられる。世界的な脅威となる健康問題に対しては国家レベルや国際レベルでの健康促進のために協力が必要とされているのである[29]。

　このように，感染症をめぐる国際協力は展開されてきた。しかしながら，国際機関や政府が実施してきた取り組みだけでは，現地でのニーズに応じた十分な対策が実行されてきたとは言い難いのである。1980年代から1990年代にかけて台頭していくNGOの参加は，現場での対策を実施する上で必要不可欠な支援活動となっている。では，具体的にNGOとはどのような組織であり，どのような活動を展開しているのだろうか。次項で明らかにしていこう。

(2) NGO の関わり

　NGO (Non-governmental Organization)とは，もともと国際連合憲章第71条の条文に用いられ，国連が政府以外との民間組織との協力関係を定めたものであった[30]。しかし，現在では国連との協力関係の有無を問わず，非政府の市民組織をNGOと呼んでいる。国際的に統一された定義は存在していないが，政府以外のすべての組織(政党などは含まれない)を指している。日本においては，「非政府組織」や「国際協力市民組織」と呼ばれることが多く，1998年「特定非営利活動促進法(NPO法)」によって，国際協力NGOを含むすべての民間非営利組織を指すものとしている。しかし，日本においては通常のボランティア団体であると思われがちであるが，広義での活動団体(組織)には職能団体や労働組合，地域ボランティア団体，研究機関など多様なものが挙げられる[31]。

　NGOやNPOの定義は，国によって多少異なるが以下の4つの要件を満たしていると考えられる。

① 活動の目的が公益であること
② 主として専門性を身につけた人々の集団であること
③ 組織力をもって行動すること
④ 他に強制され活動するのではなく，自発的かつ自治的に公益活動を行うこと[32]

　また，根岸氏は，NGOの存在意義について，政府・市場の限界を挙げながら，以下のように述べている。

　　ある国家における国民への基本的なサービスの提供は政府が担う重要な役割である。政府はその権限で国民から税金を徴収し，それをもとに公共サービスを提供している。一方，市場ではその他のモノやサービスの交換が行われる。企業はモノやサービスの交換活動を繰り返しながら利潤を拡大させることを目指す。しかし，個人が必要とする

サービスの提供という点において以上のような性格を帯びた政府や市場にはそれぞれの能力に限界が生じる。政府によって提供される資源やサービスは必ずしも個人が必要とする量に満たないことがある。社会インフラの未整備，社会福祉政策の欠陥などがそれに当たる。また，市場を通じて獲得できるモノやサービスの量は個人によって大きく異なる。資源獲得能力の高い個人は多くのモノやサービスを得ることができるが，その能力の低いものにはそれが不可能である。特に開発途上国には水や保健衛生といった基本的なニーズさえ満たされない人が数多く存在する。そのような状況下で政府および市場の限界を補ってきたのが NGO である。NGO は政府や市場を通じてでは満たされないニーズを満たす役割を担ってきた[33]。

では，実際に NGO はどのような活動・アプローチを行っているのだろうか。デビット・コーテンは *Getting to the 21st Century: Voluntary Action and the Global Agenda*[34]で，NGO の活動・発達段階を四段階に分けている。

表 1-3 にあるように，第一世代では，自然災害や戦争，紛争など難民に対する緊急時の活動を指す。この段階(世代)では，切迫した状況下のなかで，対象の地域で求められるニーズに早急に応えなければならない。この第一世代は，「救援・福祉」を目的とした一時的な援助活動(人道的援助)である。

第二世代では，一定の期間を設け，NGO と地域共同体(農村レベル)が協力し，地域共同体が自立的な活動(自助努力)につながるように NGO は援助を行っていく。具体的には，井戸掘りや保健衛生活動，よりよい農業の方法など自助努力を促すものである。この第二世代は，「自立に向けた小規模な地域開発」を目的としている。

第三世代では，その対象範囲が個々の集団や共同体から地域や一国(国家)レベルへと拡大する。この世代では，地域や国に根ざした公平，持続可能な活動を行うための政策や制度の変革・新たな策定に重点を置いている。この第三世代は，「持続可能なシステムの開発」を目的としている。

第四世代は，民衆やボランタリー組織[35]を中心とした社会的活動の活性化

表1-3 NGOの4つの世代とその戦略

	第1世代 救援・福祉	第2世代 地域共同体の開発	第3世代 持続可能なシステムの開発	第4世代 民衆の運動
問題認識	モノ不足	地域社会の後進性	制度・政策上の制約	民衆を動かす力を持ったビジョンの不足
持続期間	その場限り	プロジェクトの期間	10～20年	無限
対象範囲	個人ないし家庭	近隣ないし集落	地域ないし1国	1国ないし地球規模
主体(担い手)	NGO	NGOと地域共同体	関係する全ての公的・民間組織	民衆と諸機関の様々なネットワーク
NGOの役割	自ら実施	地域共同体の動員	開発主体の活発化	活動家・教育者
管理・運営の方向性	供給体制の管理・運営	プロジェクトの管理・運営	戦略的な管理・運営	自己管理・運営的ネットワークの連携と活発化
開発教育のテーマ	飢える子どもたち	地域共同体の自助努力	制約的な制度と政策	宇宙船地球号

〈典拠〉Korten, David C. (1990), *Getting to the 21st century: Voluntary Action and the Global Agenda*, Kumarian Press, p. 117

である。開発失敗の要因として，民衆を継続的に巻き込めるようなビジョンに乏しいことにある。この世代では，NGOの役割として，実際に活動に携わる活動家や教育者が求められている。そして，自己管理・運営的ネットワークの連携により，活動を活発化させるのである。この第四世代は，「民衆の運動」を目的としている。

　デビット・コーテンによるNGO活動・発達段階の類型化は，一時的な緊急救援から地域開発，持続可能なシステムの構築，民衆運動へと段階を上ることで，問題の本質を捉え，最終的には民衆(市民)の力で問題に取り組めるような類型となっている。しかし，実際にサハラ以南アフリカなどの地域において，民衆を主体とした取り組み(コーテン第四世代)に至ることは可能なのだろうか。

アフリカ社会は，植民地時代の列強国支配によって，西洋の社会・文化が移入した。しかし一方で，これら西洋社会からの圧力に屈することなく，村単位の首長制や旧来の特異な文化的価値観は継承されたのである。1960年代以降，アフリカの多くの国家が列強国からの独立を果たし，民主化への道を歩み始めると思われたが，独立以降クーデターによる軍事政権や一党制による独裁的な支配社会が続いた。1990年代に入り，冷戦構造の崩壊に伴う東欧諸国の民主化への移行が契機となり，アフリカ各国も民主化への流れが加速したのである。民主化への移行は，それまでの一党独裁や軍事政権などの失われた時代から脱するとともに，内在していた（顧みられてこなかった）問題を世界へ発信した。そして，これを契機に多くのNGOは設立され，アフリカ支援を打ち出すのである。ブルーリ潰瘍問題も，西アフリカ地域では民主化が加速する1980年代後半から1990年代にかけて報告例が増加している。これは単なる偶然の一致なのだろうか。歴史的には，1900年前後にはすでにブルーリ潰瘍が存在し，蔓延していた可能性も否定できない。そこには，経済的な状況に加え，宗教・民族的な影響も絡み，問題が複雑化している。

現在置かれている状況を把握し，実際にこの段階まで押し上げることは容易ではない。第一世代から第三世代に比べ，第四世代はどこか具体性に欠ける。NGOが主体となった取り組みが，民衆の手に渡り成功を収めているケースは多く存在するが，実際にそれが国家規模，ましてや地球規模にまで発展し，成功したケースは皆無に近いものであろう。しかし，この第四世代は大きな可能性を秘めているのである。

(3) ネットワーク構築の意義

では，以上のように定義づけたNGOが，他のアクターとの連携を模索する（ネットワークの構築）上で，どのような形態が考えられるのだろうか。ここでは，毛利氏，朴氏のネットワーク分析とロジャーズの提唱したチェンジ・エージェント論をもとに先行研究を検討しながら，ネットワーク構築の必要性・意義に

ついて考えていく。

　グローバル化した問題の解決のためには、特定地域の問題に個別で取り組んできたNGOが他のNGOと連携し、政府、国際機関などとのネットワーク活動を視野に入れた戦略を打ち出すことで、お互いの能力を向上させながら支援を展開することに可能性を見いだせるように思われる。毛利氏は、NGOネットワーク形成の重要性について以下のような3点を挙げている。

① 環境、平和、人権、女性、人口、エイズ等のグローバル化する問題に対し、国家組織や市場メカニズムの制約を超えた地球益の規範形成に貢献できること。
② ローカルなレベルからグローバルなレベルまでのコミュニティを連結することによって、民衆のニーズをグローバルな視点で捉え、フィードバックすることが可能となり、持続可能な開発の実現の不可欠な重層的な民衆参加を促すことができる。
③ NGOは相互に連携することによって、NGOコミュニティ全体の能力の向上を図り、国家、企業と並ぶグローバル・ガバナンスの主要なアクターとしての力量をつけることができる[36]。

　また、NGOのネットワークと構築についてブルントラント委員会[37]の報告を取り上げ、「狭い分野での活動に携わり、世界に散在する多くのNGOは、そのネットワークづくりという現在の作業を続けていくべきである（中略）NGOがネットワークを構築することによって、資金を分担し、技術を交換し、各団体の機能を強化していくことの必要性を強調している」[38]と述べている。さらに毛利氏は、21世紀に向けた戦略として、① グローバル・ローカル・リンクの構築、② 特定のイシューに特化したネットワークを形成し、さらにそれを多相化すること、③ NGO間だけでなく、他の主体とネットワークの複合化を図ることによって国家や企業をネットワーク型へと転換させることを挙

げている[39]。

　朴氏はネットワークを，① 戦略的ネットワーク，② 相互行為的ネットワーク，③ 道具的ネットワークの3つに分類している。戦略的ネットワークとは，組織内や組織間関係，社会運動など，組織・形式的に目標達成のために活動を展開し，社会運動組織・資源動員が含まれる。これに対して，相互行為的ネットワークとは戦略的ネットワークを含みながら，より個人的でインフォーマルなコミュニケーションを主体とし，民間ボランティア組織やNPO/NGOを含んでいる。一方，道具的ネットワークとは，テレビやラジオ，インターネット，道路・鉄道網，電話網など関係形成やつながりを作り，深めるためのインフラの役割を果たしている[40]。

　また，ロジャーズは，ネットワークの構築についてチェンジ・エージェント論を用いついて次のように考えている。チェンジ・エージェントとは，「イノベーションを普及機関が望ましいと判断する方向へ促す専門家」であり，「複数の社会システムの間のコミュニケーションのつなぎ目の役割を果たす」ことである[41]。図1-2のように普及機関と普及対象者システムのつなぎ役となるチェンジ・エージェントの役割は重要である。

　チェンジ・エージェントがイノベーションを普及対象者へと導入する過程には以下の7つの役割[42]がある。

　① 普及対象者の行動変化への欲求を高める
　② 普及対象者と信頼関係を結ぶ
　③ 問題の診断をする
　④ 普及対象者に変化への意志を持たせる
　⑤ 意思を行動に移させる
　⑥ 行動変化を定着させ，採用中止を防ぐ
　⑦ 変化との継続的な関わり合いを作り出す（普及対象者の自立）

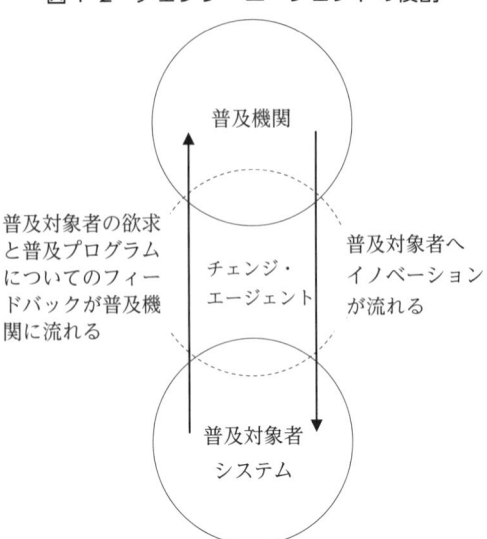

図1-2　チェンジ・エージェントの役割

　　　　　　　普及機関

普及対象者の欲求　　　　　　普及対象者へ
と普及プログラム　チェンジ・　イノベーション
についてのフィー　エージェント　が流れる
ドバックが普及機
関に流れる

　　　　　　普及対象者
　　　　　　システム

〈典拠〉E. M. ロジャーズ著　宇野善康訳(1981)『イノベーション普及学入門』産業能率大学出版部　p.315

　ロジャーズの提唱したチェンジ・エージェント論は，援助・支援プログラムを提案・実行する上で重要なプロセスを表している。それは，「どのようにして普及対象者に対してイノベーションを働きかけていくのか（① 変革意識の目覚めと② 信頼関係構築）」，「最も有効的・効果的なイノベーションは何なのか（③ 問題分析）」，「イノベーション普及の方法（④ 意識変化と⑤ 実行）」，「持続可能なイノベーションに向けて（⑥ 定着と⑦ 持続）」といった一連のプロセスとなるだろう。
　また，チェンジ・エージェントを「専門家」ではなく，「専門機関」に置き換えること，つまり現在の援助・支援プログラムを提案・実施していく上で必要不可欠な組織であるNGOと捉えることで，現在の援助・支援形態になるのである。それはネットワーク構築に向けた取り組みへとつながる。
　被支援国，とくにアフリカの社会・経済など様々な諸要因を考えると，佐藤氏のいう固有要因のなかでも，コミュニティ内部（普及対象者）に対して，どの

ようにして支援の理解を得ていくのか考えていかなければならない。佐藤氏は，「援助プロジェクトを受け入れる社会によってそれぞれ異なる社会・文化・政治・経済的な状況」[43]を「固有要因」と位置づけている。援助に影響を与えると考えられる固有要因として，「開発援助をとりまく概念」，「コミュニティーの内部状況」，「コミュニティーをとりまく状況」，「文化にかかわる諸要因」の４つの側面を取り上げ，世界観や宗教観，権力の配分状況，教育システム，社会階層，都市・外国へのアクセス，アイデンティティーなど多岐にわたるものが対象となる。この固有要因に対応していくことが，少なからず，受け入れ側からの不満(場合によっては拒否)や現地ニーズの理解，支援効果に現れていくことになるといえる。

　また，地域によっては根強い首長制が残り，現代医療への不信・批判があることや，制度・システムの不整備など数多くの問題が残る。このような問題に対して，フランスの比較法学者ピエール・エルグランド(Pierre Legrand)は，単に法が他国から導入されるだけでは現地化は難しく，文化的要素も法の普及・確立のために重要であると述べている[44]。また，このような視点から安田氏は，規範・制度・文化の３つのレベルでの理解が必要であるとしている。規範(憲法や制定法，政令などの指令法理)と制度(立法機関，裁判機関などの法機関)を公式の法体制とし，文化(人々の生活意識に組み込まれたもの)を非公式な法と位置づけている[45]。

　アフリカ社会では，固有要因や規範・文化・制度などが国家だけでなく，地域，村々によって異なるため，普遍的な援助モデルでは対応が困難である。そのため，チェンジ・エージェント論によるプロセスでの住民への理解活動が，支援を阻害する固有要因への対策となり得る。とくに，村落や地域を取り仕切る首長や伝統的な医療者(呪術者など)への支援理解・協力のためには必要なアプローチである。

　以上のように，感染症をめぐる国際協力(国際開発)，NGO 論，ネットワーク論などの先行研究をもとに，顧みられない熱帯病であるブルーリ潰瘍問題を

取り上げながら、感染症対策ネットワーク構築に向けた考察を行う。とくに、本書では毛利氏のネットワーク戦略として提示された「NGO 間だけでなく、他の主体とのネットワークの複合化を図る」という点に注目し、国際機関(WHO)、政府(被援助国、感染症流行国)、NGO の 3 者間のネットワーク・連携について議論を展開していきたい(第5章)。

　ブルーリ潰瘍問題は、後述するように現在 32 の国と地域に拡大し、日本でも症例が報告されているグローバルな感染症となりうるものである。しかし、社会・経済的、歴史的、研究開発的、政治的など様々な要因から問題が顧みられてこなかった経緯がある。近年、少しずつ認識されるようになったものの、顧みられるようになったと断言できるまでの状況には至っていない。この問題には、国際機関である WHO の対策・方針を実現できるような国家の対応が必要である。しかし、流行国の多くは経済的に貧しいアフリカ地域である。問題に取り組むだけの国家予算の捻出が難しいだけでなく、制度・システムの不整備、制度が整備されても首長制のため一貫した行動に移すことが困難など、多くの問題が点在している。これら国家・地域によって異なる問題にこれまで取り組んできたのが NGO である。国家的、個別的な支援活動、地域に根ざした展開によって住民の理解を得られるような啓発活動など、問題に取り組む重要なアクターとして存在している。

　これら3者間のネットワークの構築は急務であり、それぞれの役割を分析し、利点を活かし、欠点・問題点を補えるようなネットワークの構築が可能となれば、本書で主に取り上げるブルーリ潰瘍問題だけでなく、多くの感染症に対応できる普遍的なモデル構築にもつながるだろう。

　では、次章からブルーリ潰瘍を取り巻く歴史・医学的な現状や、多くの症例が報告されているガーナ、トーゴ、ベナンの西アフリカ地域の状況、また WHO、政府、NGO などの動向について具体的に考察していこう。

◇注◇

1) C. レヴィ＝ストロース，川田順造・渡辺公三訳(2005)『レヴィ＝ストロース講義―現代世界と人類学―』平凡社　p. 29
2) Mahbub ul Haq (1976), *The Poverty Curtain: Choices for the Third World*, Columbia University Press や Albert Fishlow et al. (1978), *Rich and Poor Nations in the World Economy*, McGraw-Hill Book など多くの著書がこの南北問題あるいは貧困問題をテーマとして社会経済的見地から表されたのである。
3) 藤田紘一郎(2001)『謎の感染症が人類を襲う』PHP研究所　pp. 71-73 および 150-151；山内一也(2001)『キラーウイルス感染症』双葉社　pp. 21-22
4) 秋山孝允(2006)「近年の国際援助動向と日本へのインパクト」秋山孝允・笹岡雄一編『日本の開発援助の新しい展望を求めて』国際開発高等教育機構　pp. 1-2；黒田かをり(2004)「国際開発NGOの役割」今田克司・原田勝広編『[連続講義]国際協力NGO―市民社会に支えられるNGOへの構想―』日本評論社　p. 45；高千穂安長(2001)「グローバリゼーション下の国際協力」好皓一・高千穂安長編『国際協力の最前線―グローバル・ホットイシュー―』玉川大学出版部　pp. 15-17
5) デング熱ウイルスを保有するネッタイシマカやヒトスジシマカなどに吸血されることで感染する。年間で約1億人がデング熱を発症している。
6) 厚生労働省福岡検疫所(2006)「台湾でデング熱患者が増加」「熱帯ウイルス，日本に侵入」『読売新聞』2006年1月27日付朝刊　13面
「温暖化で北上する熱帯伝染病の恐怖」http://webnews.asahi.co.jp/you/special/2007/t20070919.html　2007年12月16日閲覧・取得
7) 「熱帯ウイルス，日本に侵入」『読売新聞』2006年1月27日付朝刊　13面；「害虫モゾモゾご用心―外国から侵入。春，あちこちに」『朝日新聞』2006年4月21日付朝刊　25面
8) World Health Organization (2006), *Strategic and technical meeting on intensified control of neglected tropical diseases: A renewed effort to combat entrenched communicable diseases of the poor*, A report of an international workshop, pp. iii-iv.
9) World Health Organization (2006), *Neglected Tropical Diseases, Hidden successes, Emerging opportunities*, p. IV.
10) World Health Organization (2010), *Working to overcome the global impact of neglected tropical diseases*.
11) Asiedu, Kingsley and Etuaful, Samuel (1998), Socioeconomic Implications of Buruli Ulcer in Ghana: A Three-Year Review, *The American Society of Tropical Medicine and Hygiene*, Vol. 59 No. 6, pp. 1015-1022 には，ブルーリ潰瘍の社会経済的問題を指摘した早期の報告がなされている。
12) World Health Organization (2006), *Neglected Tropical Diseases, Hidden*

successes, Emerging opportunities, p. IV・p. 3.
13) 現在では，10億人から14億人に感染者は増加している。
14) 旧約聖書においては，ヘブライ語で「ツァーラアト(Tzaraath)」という語句が見受けられるが，宗教的・祭儀的に汚れたものとみなされる皮膚疾患の総称であり，ハンセン病を指すものではないと考えられている。一方で，新約聖書に登場するギリシャ語の「レプラ(Repra)」は，ハンセン病含む可能性があるとされている。ハンセン病は，マイコバクテリウム・レプラエ(Mycobacterium leprae)という細菌により引き起こされ，レプラという言葉で表わされているため，関連があるのであろう。

滝澤武人(2001)「イエスとハンセン病」沖浦和光・徳永進編『ハンセン病―排除・差別・隔離の歴史―』岩波書店　p. 117
15) 宮坂道夫(2006)『ハンセン病　重監房の記録』集英社　p. 44
16) 同上　pp. 63-64

ジャック・リュフィエ，ジャン＝シャルル・スールニア，仲澤紀雄訳(1988)『ペストからエイズまで―人間史における疫病―』国文社　pp. 166-167
17) 長坂寿久(2003)「NGOとWTO(TRIPS)ルールの改正―必須医薬品入手キャンペーンとTRIPS協定の行方―」『国際貿易と投資』国際貿易投資研　No. 51　p. 102；Tileman-Dothias von Schoen-Angerer (2000)「必須医療品へのアクセス：グローバルな視点からみた感染症問題」『The Informed Prescriber (正しい治療と薬の情報)』医療品・治療研究会　第15巻　第11号　pp. 117-118
18) 長坂寿久　前掲書　p. 102
19) World Health Organization (2006), Neglected Tropical Diseases, Hidden successes, Emerging opportunities, p. 3.
20) ミレニアム開発目標は，1990年代に開催された様々な国際会議やサミットで採択された国際開発目標に加え，2000年9月ニューヨークで開催された国連ミレニアム・サミットによって採択された国連ミレニアム宣言を統合したものであり，貧困，教育，ジェンダー，乳幼児の健康，妊産婦の健康，疾病蔓延予防，環境，グローバル・パートナーシップの推進の8つからなる目標を2015年までに達成しようとするものである。WHOは，疾病蔓延の予防は，貧困削減に貢献など，ミレニアム開発目標の8つのうち，7つに対して効果があると述べている。詳しい指標は参考資料1参照。
21) ミレニアム宣言では，平和や安全，開発，貧困，環境，人権，またアフリカの特別なニーズなどを課題として掲げる。
22) 斉藤文彦(2005)『国際開発論―ミレニアム開発目標による貧困削減―』日本評論社　p. 40
23) 貧困や教育，保健，環境などの7つの数値目標と21の測定指標がある。
24) 富本幾分(2003)「特集　ミレニアム開発目標―2015年を目指して：ミレニアム開発目標とは何か？―」『アジ研ワールドトレンド』日本貿易振興会アジア経済研究所研究支援部　第9巻第4号　p. 5；秋山孝允・近藤正規編著(2004)『開発アプローチと変容

するセクター課題』国際開発高等教育機構　pp. 45-46 および 145-146；NGO―労組国際協働フォーラム(2006)「MDGs・我々にできることは何か―MDGs の視点，課題，可能性をさぐる―」NGO―労組国際協働フォーラム　pp. 5-7

25) World Health Organization (2006), *Strategic and technical meeting on intensified control of neglected tropical diseases: A renewed effort to combat entrenched communicable diseases of the poor*, A report of an international workshop, p. iii.

26) 若井晋(2005)「プライマリ・ヘルスケア」『国際保健医療学(第2版)』杏林書院　pp. 7-9

27) WHO の当時の事務総長であるマーラーによる演説。梅内拓生(2005)「プライマリ・ヘルスケア」『国際保健医療学(第2版)』杏林書院　p. 104

28)「人間の安全保障委員会　最終報告書」http://www.humansecurity-chs.org/finalreport/j-outline.pdf

29) Smith, Ben J. Tang, Kwok Cho & Nutbeam, Don (2006), 'WHO Health Promotion Glossary: new terms', *Health Promotion International*, Oxford University Press, Volume21 Issue4, p. 342.

30) 内海成治(2005)『国際協力論を学ぶ人のために』世界思想社　p. 130

31) 功刀達朗(2006)「NGO と地球市民社会の黎明」功刀達朗・毛利勝彦編『国際 NGO が世界を変える―地球市民社会の黎明―』東信堂　p. 8

32) 同上

33) 根岸知代(2006)「NGO の理論的分析―国際社会における NGO の位置づけ―」『横浜国際社会科学研究』横浜国際社会科学研究　Vol. 11　No. 3　p. 141

34) Korten, David C. (1990), *Getting to the 21st century : Voluntary Action and the Global Agenda*, Kumarian Press.（渡辺龍也訳(1995)『NGO とボランティアの 21 世紀』学陽書房）

35) ここでいうボランタリー組織とは，支援する民衆の運動に対し，サービスを提供する組織のことを指す。

36) 毛利聡子(1999)『NGO と地球環境ガバナンス』築地書館　p. 19

37) 1984 年に設置された「環境と開発に関する世界委員会(World Commission on Environment and Development)」のこと。

38) 毛利聡子　前掲書　p. 56

39) 同上　pp. 198-200

40) 朴容寛(2003)『ネットワーク組織論』ミネルヴァ書房　pp. 23-25；荒木徹也(2005)「インドネシアにおける NGO ネットワークの可能性と限界」『ノンプロフィット・レビュー』日本 NPO 学会　Vol. 5　No. 2　pp. 95-96

41) E. M. ロジャーズ，宇野善康訳(1981)『イノベーション普及学入門』産業能率大学出版部　p. 314

42) 同上，pp. 315-317
43) 佐藤寛(1995)「『社会の固有要因』とはどのようなものか」佐藤寛編『援助と社会の固有要因』アジア経済研究所　p.3
44) Legrand, Pierre (2001), What 'Legal Transplants'? in David Nelken and Johannes Feest (eds.), *Adapting Legal Cultures*, Hart Publishing Oxford.
45) 安田信之(2006)「法制度の国際的均質化と途上国・移行国」西川潤・高橋基樹他編『国際開発とグローバリゼーション』日本評論社　pp. 186-191

第2章

ブルーリ潰瘍の現状と取り組み

　「顧みられない熱帯病」のなかにはハンセン病などのように人々に周知され，国際的な対策によって解決しつつある疾病もある。その一方で，ここで取り上げるブルーリ潰瘍のように，認知度も低く，感染源，感染経路，化学療法など，様々な面で解明されていないものもある。前述した17の「顧みられない熱帯病」のうち，ブルーリ潰瘍，ギニア虫症，包虫症以外の疾病については，ワクチンや化学療法などで改善できる（表2-1参照）。ギニア虫病は，簡単な外科的処置で治癒することができることと，若干の水質改善で予防可能なことが分ってからは，ここ数年の新発患者数はごくわずかであることが報告されている[1]。

　その反面，ブルーリ潰瘍は，病原菌は特定されているものの，いまだ特効薬のような確実な化学療法薬が開発されていないため，顧みられない熱帯病のなかでも最も取り組みが難しい例である。WHOは，ブルーリ潰瘍を「結核やハンセン病に続く深刻な感染症となる恐れがある」と指摘し，今後さらなる感染の拡大を招く可能性のある感染症として警告を発している。

　本章では，ブルーリ潰瘍がこれまでどのように顧みられなかったのか，その現状について明らかにしていく。

表 2-1 顧みられない熱帯病の感染源・経路および治療薬の現状

	病原菌	感染経路	ワクチン	特効薬	その他の治療薬
ブルーリ潰瘍	○	×	×	×	×
シャガス病	○	○	×	○	−
嚢虫症	○	○	×	×	○
デング熱	○	○	×	×	○
ギニア虫症	○	○	×	×	×
包虫症	○	○	×	×	×
トレポネーマ症	○	○	○	−	−
食物媒介吸虫類感染症※	○	○	×	○	○
アフリカ睡眠病	○	○	×	○	−
リーシュマニア症	○	○	×	○	−
ハンセン病	○	○	×	○	−
フィラリア病	○	○	×	○	−
オンコセルカ症	○	○	×	○	−
狂犬病	○	○	○	−	−
住血吸虫症	○	○	×	○	−
土壌伝播寄生虫症※	○	○	×	○	○
トラコーマ	○	○	×	○	−

※症状によって，特効薬か他の治療法なのかは異なる。
WHO が提供している情報をもとに筆者作成(http://www.who.int/en/)

1 ブルーリ潰瘍の歴史と医学的現状

　WHO の *Fact Sheet: Buruli Ulcer Disease*(*Mycobacterium ulcerans infecation*)[2]などによると，1897年，カンパラ(Kampala，ウガンダ)のメンゴ(Mengo)病院で働いていた英国の医師によって，ブルーリ潰瘍と一致した皮膚潰瘍が報告された。1948年には，オーストラリアで，同様の潰瘍がマッカラム(MacCallum)らによって報告されている。1960年代になると，ウガンダのBuruli 郡(現在，ナカソンゴラ[Nakasongola]地区と呼ばれる)で，多数の症例が確認されたことから，Buruli Ulcer と呼ばれるようになった。

第 2 章　ブルーリ潰瘍の現状と取り組み　*41*

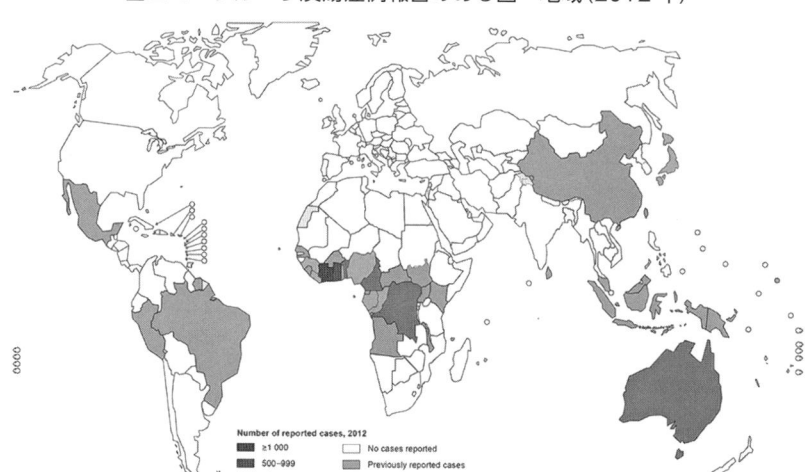

図 2-1　ブルーリ潰瘍症例報告のある国・地域（2012 年）

Number of reported cases, 2012
- ≥1 000
- 500-999
- 100-499
- <100
- No cases reported
- Previously reported cases
- Not applicable

〈典拠〉2013 年，WHO 作成。

表 2-2　ブルーリ潰瘍の症例が報告されている国々

アフリカ地域（19 ヵ国）	ガーナ，カメルーン，ナイジェリア，ブルキナファソ，ベナン，コンゴ，コートジボワール，コンゴ民主共和国，トーゴ，ウガンダ，シエラレオネ，スーダン，アンゴラ，赤道ギニア，ガボン，ギニア，マラウイ，リベリア，ケニア
アジア・オセアニア地域（8 ヵ国）	オーストラリア，中国，日本，マレーシア，インドネシア，スリランカ，パプアニューギニア，キリバス
ラテンアメリカ（5 ヵ国）	スリナム，メキシコ，ブラジル，ペルー，仏領ギアナ

〈典拠〉'World Health Organization'
http://www.who.int/buruli/country/en/　2014 年 7 月 20 日閲覧・取得

　1980 年以降，とくに西アフリカ地域で流行し，南米や南太平洋諸島などでも流行が確認され，現在では図 2-1 のように，西アフリカや東南アジアなどの熱帯・亜熱帯地域を含む 32 の国と地域から症例が報告されている（表 2-2 参照）。コートジボワールでは，1978 年から 2006 年にかけて約 24,000 症例が記録

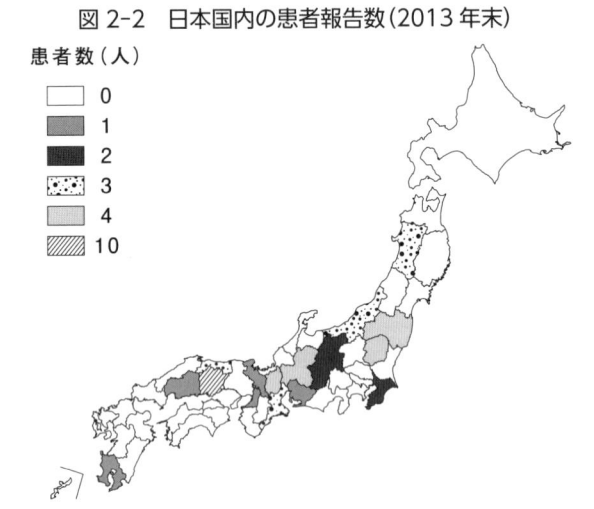

図 2-2　日本国内の患者報告数(2013 年末)

患者数(人)
- 0
- 1
- 2
- 3
- 4
- 10

〈典拠〉「国立感染症研究所」http://www.nih.go.jp/niid/ja/bum/1842-lrc/1692-buruli.html　2014 年 5 月 1 日　閲覧・取得

され，ベナンでは 1989 年から 2006 年の間に約 7,000 症例，ガーナでは 1993 年以降約 11,000 症例が確認された。近年増加している地域として，カメルーン，コンゴ，ガボン，スーダン，トーゴなどが挙げられる。また日本でも，2013 年末現在までに 47 件[3]の症例が確認されている(図 2-2 参照)。

しかし，一般の人々だけでなく，公衆衛生従事者でさえも，この病気に関する十分な知識がないために，他の皮膚病と誤診されることが多いといわれている。加えて，経済や文化，宗教的な理由などから，適切な治療を受けることができない患者も少なくなく，各国の患者総数やブルーリ潰瘍の分布について正確な情報を得ることは難しい現状である。また，オーストラリアなどの先進国においても症例が報告されていることから，全世界に蔓延することが危惧されている。

発病の原因となる病原菌がマイコバクテリウム・アルセランス(*Mycobacterium Ulcerans*)であることはすでに解明されている。しかし，感染源や感染経

路に関しては，水生昆虫や蚊などによるものでないかといわれているものの，いまだ研究段階にあり，完全には解明されていない。確立された治療法として，患部の切除や切断などの外科的手術が有効であるとされるが，その方法は病状によって同じではない。

　ブルーリ潰瘍の病状は，大きく3段階に区分される。第1は，写真2-1の「$Papule$（丘疹）」と呼称される時期で，皮膚に無痛性の発赤・腫脹（直径1cm未満）が見られる。この段階の治療は，侵された部位を外科的に切除する方法が採られている。この病状は，オーストラリアで多く見られるものである。

　第2は，写真2-2の「$Nodule$または$Plaque$（初期または中期潰瘍）」の時期で，皮膚から皮下組織に広がる無痛性（かゆみを伴う場合もある）の硬結（直径1～2cm）が見られる時期である。治療法は，$Papule$と同じく患部の摘出であり，近年ではリファンピシン等の化学療法薬投与によって患部を縮小させた後，外科的切除が行われるケースが増加している。この病状は，アフリカ諸国で一般的に見

写真2-1　Papule（丘疹）

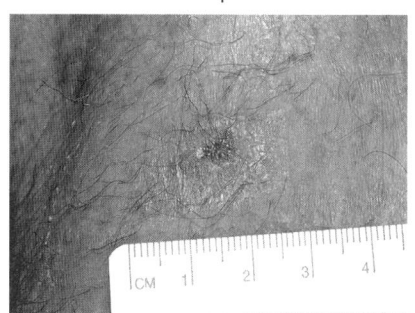

〈典拠〉
'World Health Organization'
http://www.who.int/buruli/photos/nonul-cerative/en/index.html　2008年1月16日閲覧・取得
撮影者：Dr J. Hayman, Australia

写真2-2　NoduleまたはPlaque
　　　　（初期または中期潰瘍）

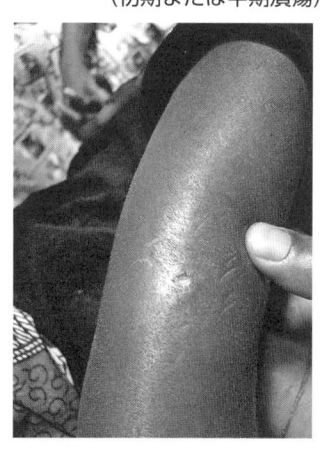

2010年3月14日　トーゴ共和国Tchekpo-Dove村の診療所にて筆者撮影

写真 2-3　Oedematous form
　　　　　（後期潰瘍・浮腫）

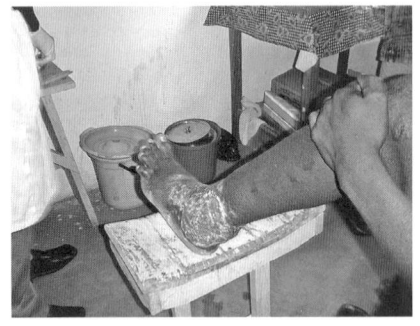

2006 年 3 月 11 日　ガーナ共和国にて筆者撮影

写真 2-4　Oedematous form
　　　　　（後期潰瘍・浮腫）

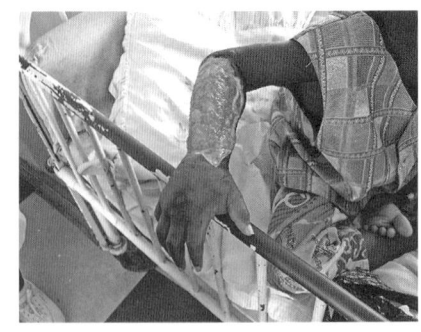

2009 年 3 月 25 日　ガーナ共和国にて筆者撮影

写真 2-5　治療中の患者

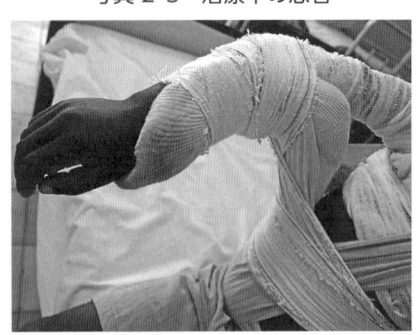

2012 年 8 月 27 日　トーゴ共和国 Centre Hospitalier Regional de Tsevie にて筆者撮影

写真 2-6　外科手術を行ったが障害が残った症例

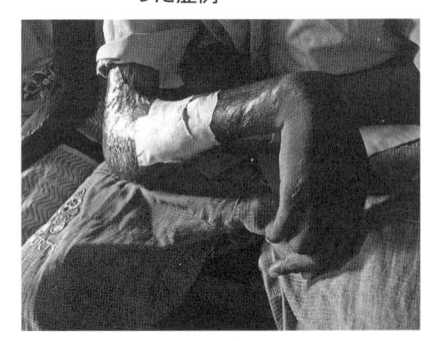

2010 年 3 月 14 日　トーゴ共和国にて筆者撮影

られるものである。

　第 3 は，写真 2-3・2-4 の「*Oedematous form*（後期潰瘍・浮腫）」の段階で，広範に広がった潰瘍は，堅く，無痛性で，手足の一部または躯幹に現れる。これらの皮膚は変色し，発熱を伴う症例もある。この段階まで進むと，治療法は，患部の外科的切除・切断を余儀なくされることが多く，予後不良の場合は命を落とすこともある。また，後遺症が出現し，就学・社会復帰が困難なケースも

見られる。

　以上がブルーリ潰瘍の歴史や流行，治療方法などの概略であるが，次にブルーリ潰瘍が顧みられなかった理由を具体的な数値などをもとに考察しておきたい。

　他の熱帯病に見られるように，ブルーリ潰瘍もまた，習慣や社会・経済的因子によって健康を回復できない症例が多い。現在(2014年7月)，ブルーリ潰瘍に対する治療法として最も効果的なものは，先にも述べたように，患部の外科的摘出や切除・切断手術である。これは患者に高価な治療費を強いることになり，外科的手術の場合，ガーナ(2001年から2003年のデータ)では，初期症状(患部摘出術)では76.20ドル[年収の16％]，中・後期症状(切除・切断手術)では428ドル[年収の89％]の患者負担が必要であった[4]。しかし近年では，抗生物質による研究が進み，潰瘍の縮小がみられるものの完治するには至っていない。

　現在行われている化学療法は，(経口ではなく)注射薬として投与されているため，患者は病院への通院の負担と皮膚のただれ(熱帯・亜熱帯では，皮膚の炎症は重症化することがある)などに悩まされることが多い。また，進行・悪化した病状のために入院が必要とされた患者は，加療のための8週間分の入院費と食料費を自己負担しなくてはならない。

　このような経済的負担に加えて，結果として残る傷跡や身体障害は，周囲の人々へ恐怖をうえつけ，偏見や差別を招いている。そのため，患者の家族は病状を隠すだけでなく，治療そのものも避ける傾向があり，早期発見・早期治療の遅れの原因になっている。また，地域の宗教や伝統を重視し，医療の機会が奪われていることもある。

　感染地域に存在する医療・保健施設数が少ないことの影響は大きく，長期入院(3ヵ月以上)した患者は入院費の支払いのために，家族のみならず親族全体に経済的負担を強いている。例えば，アフリカの多くの地域では，病院施設から食事が支給されないため，介護者が食事を作らなければならない。そのため，

病院から遠い地域に居住する患者の介護者(多くは母親)は，病院近くへ一時的な移住を余儀なくされている。また，ブルーリ潰瘍患者の7割が15歳以下の子どもたち[5]で占められており，その多くは教育の機会を奪われている。

2 WHOとブルーリ潰瘍イニシアティブ会議

WHOの *Fact Sheet: Buruli Ulcer Disease*(*Mycobacterium ulcerans infecation*)やWHO感染症部門ブルーリ潰瘍問題主任のキンスリィ・アシエドゥ博士への聞き取り調査など[6]によると，1980年代以降拡大をはじめたブルーリ潰瘍に対して，WHOで対策・活動が開始されたのは1998年からである。このきっかけとしては，中島宏WHO前事務総長が1997年にコートジボワールを公式訪問した際に，ブルーリ潰瘍の悲惨な事実を知り，同氏の働きかけにより，WHOによる正式な活動が開始されたことが大きい。1998年2月には，日本財団からの資金援助により，ブルーリ潰瘍のコントロール(制御)と研究を行うための対策機関であるグローバルブルーリ潰瘍イニシアティブ(Global Buruli Ulcer Initiative : GBUI)が設立された。また同年7月には，国際会議を開催しヤムスクロ宣言が採択された。この宣言でブルーリ潰瘍は,「結核やハンセン病に続く深刻な感染症となる恐れがある」と警告されている。同会議に参加した中島宏前事務総長は，会議のなかで以下のスピーチを行っている。

> 私は，次のような理由でブルーリ潰瘍に対する取り組みの重要性を提起することを決意いたしました。21世紀において，感染症分野では，世界は，長期にわたり災いをもらしてきた主要感染症，すなわち結核やマラリアに対する対処とともに，ブルーリ潰瘍のような新興感染症に効果的に対処し，制御する手段を見出さなければなりません。これら2つの異なるチャレンジを同時に取り組まなければならないと確信しています。もしそうすることができなければ，感染症全体の流行が世界中に広がり，特定の疾病も問題の深刻さを増すことになるのです[7]。

この会議によって，ブルーリ潰瘍に関する取り組みへの重要性が世界にはじめて示されたのである。医療研究者や各国の政府系や大学の研究機関，ドナー

写真2-7　WHOブルーリ潰瘍対策専門家会議

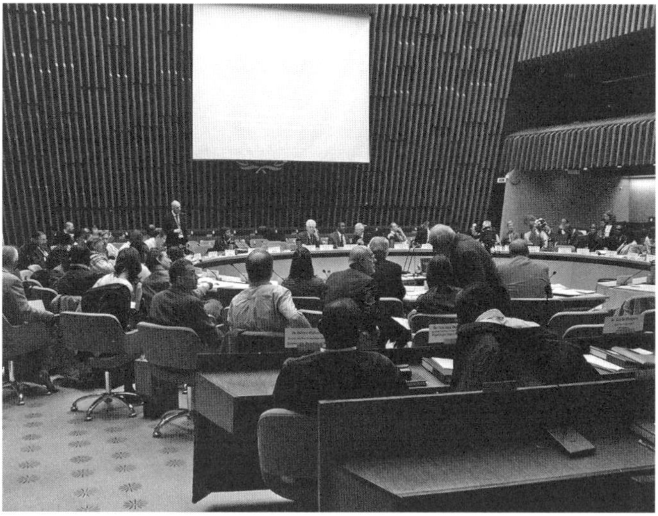

2007年4月2日　スイス連邦・ジュネーブ，WHO本部にて筆者撮影

機関，NGOなどの民間組織などがこのWHO主催のイニシアティブに参加している。

　2004年5月には，患者数の急増や医療従事者の知識不足などを理由に，世界保健総会(World Health Assembly)において，ブルーリ潰瘍に対する監視とコントロールを改善し，より良いツールによる開発・研究を加速させるための決議が採択された。とくに治療方法としてWHOは，① 実験的なものとして抗生物質の投与[8]，② 患部の壊死組織を取り出し，皮膚欠損を覆う手術，③ 障害を最小限に止めるまたは防止することの3つの治療を推進している。

　2009年度WHOブルーリ潰瘍対策専門家会議(WHO Annual Meeting on Buruli Ulcer)もまた極めて重要な意味を有している[9]。この会議に先立って西アフリカ各国の首脳による「アフリカサミット」が開催され，「コトヌー宣言」が採択された。この宣言は，1998年にコートジボワールにおいて，WHOの当時の事務総長であった中島宏氏の呼び掛けで行われた西アフリカ各国の首脳に

よる初めての「ブルーリ潰瘍に関する共同宣言(ヤムスクロ宣言)」以来となるものであり，今後のブルーリ潰瘍対策に極めて重要な意味をもつことになる。宣言文のなかに各国政府や国際機関に加えて，NGO/NPO の明確な位置づけがなされたことは，ブルーリ潰瘍を取り巻く国際的な環境を如実に物語るものである。本プロジェクトも小規模ながらこの共同宣言の一角を担うことは，これまでの活動を総括し，今後の活動を維持・継続する上で新たな起点となるはずである。

ヤムスクロ宣言が意図したところは，流行が認知されながら対策がほとんど講じられてこなかったブルーリ潰瘍の諸問題を分野別に列挙し，流行国政府，WHO，研究者や NGO などがともにこれらの問題と取り組むことを確認する点にあった。しかし，当時ブルーリ潰瘍に関わっていた人々は，流行の最前線で細々と医療活動に従事していた人たちや，他の皮膚抗酸菌感染症に対する取り組みを行いつつブルーリ潰瘍の症例を二次的に研究していた人々が中心であった。したがって，ヤムスクロ宣言の内容もそうした人々の意見を反映したものである以上，まずは足元の問題と取り組むことが重視されていた。実際，この当時ブルーリ潰瘍の研究を進めていた専門家の数は少なく，世界保健機関のブルーリ潰瘍専門家会議を構成していたメンバーはわずか 7 名であった。

ヤムスクロ宣言以来 10 数年が経過し，ブルーリ潰瘍に関わる知識の蓄積も進み，それに伴う諸問題に対する取り組みの手法が，かつてとは比較にならないほど広範な分野にわたる医療従事者や NGO/NPO を含む多様な組織によって確立されてきたことを前提として，コトヌー宣言では現在のブルーリ潰瘍が置かれている状況は劇的に改善されたことを確認している。また，コトヌー宣言ではマイコバクテリウム感染症としてのブルーリ潰瘍研究のさらなる進展と治療方法の改良，ブルーリ潰瘍に対する取り組みが先行的に行われてきたガーナやベナンで培われてきた経験に基づく治療システムの普及と改善が謳われ，これに基づいて具体的な目標年度を設定した行動指針が策定された。後述する Project SCOBU の活動も，コトヌー宣言の一翼を担ってきた団体のひとつな

のである。

　WHO が推進している事項として、具体的にガーナを事例[10]として取り上げてみよう。ガーナでは、1993 年から 2006 年にかけて約 11,000 件の罹患者数が報告されている[11]。ところが 2005 年 8 月に行われた GBUI ガーナ共和国保健省共同会議において、ブルーリ潰瘍の処置について長期障害を避けるために求められる外科治療処置は、当該地域の主要な保健医療施設でもたいてい利用できないとの報告がなされた。そのため会議では、「緊急事態における WHO の統合管理と重要な外科的処置(WHO Integrated Management on Emergency and Essential Surgical Care：IMEESC)」を用い、よりよくブルーリ潰瘍に対処するために、外科的なトレーニング能力の向上や看護師の養成、そして臨床管理を強化する方法の徹底などを確認している。同時に、次のような実践的な事項にも言及している。つまりハード面では、① よりよい手術室を整備することの必要性、② 手術室の近代化、③ 最新の麻酔機械の供給や旧式の機械の交換、④ 新しい物理療法施設の建設、⑤ 基本的な非常用器材の不足、⑥ 輸送と進行中のトレーニング活動の支援の重要性が主張され、ソフト面では、⑦ 特定実験地域を強化するための人的資源の育成、⑧ 不十分な外科や麻酔などの緊急処置のトレーニングと関連した教育器材の充実が挙げられている。

　WHO の推薦に基づいて、これらの目標を達成するために、後述する ANESVAD をはじめとする NGO 組織がガーナにおけるブルーリ潰瘍問題を支援している。また、欧州連合(EU)によって支援された研究プロジェクトも 2006 年から開始された。さらに、支援国内での積極的な動きにも注目すべきである。ブルーリ潰瘍の管理を強化するために作成された形成手術プログラムに則って、地域ドクターのための基礎外科訓練講座が付設された教育実習病院(Komfo Anokye Teaching Hospital)での経験と知識の蓄積は、その事例として重要である。具体的には、WHO の IMEESC が非専門医、医療助手、看護師と他の公衆衛生従事者のために訓練プログラムに基礎外科を組み込んでいることは、実践能力の向上に役立ち、すべての医学・看護訓練所で利用できるもので

ある。ガーナ国内においては，ブルーリ潰瘍担当部署が公衆衛生従事者の間で病気の認識を改善するために，国の異なる地域から訓練生を招いてトレーニングワークショップを実施している。

　ブルーリ潰瘍の問題を提起した時期から，この問題への取り組み方に多様なアプローチによる支援が必要であるとの認識は，WHOにおいて一貫して存在していた。患者数を削減するためには，教育，専門家育成，治療などの支援のみならず，地域の罹病率や社会経済的影響を緩和する必要性があるだろう。しかしながら，国際組織といえども単一機関がすべてを解決することは極めて困難である。むしろ，国際機関は専門性をもっているがゆえに，かえって包括的な問題解決には適さない場合が多いのである。ブルーリ潰瘍に対する支援活動が他の熱帯病対策と異なっている点としては，当初から日本財団のようなNGOが極めて重要な役割を果たしてきたことが挙げられる。

3　感染流行地域の社会事情とブルーリ潰瘍の現状

　本節では，まず調査対象となった西アフリカ，なかでもガーナ，トーゴ，ベナンの国家情勢を概観[12)]し，各国のブルーリ潰瘍の現状を明らかにする。

(1)　西アフリカ地域の概観

　西アフリカ地域に属するガーナ，トーゴ，ベナンは，サハラ砂漠の以南に位置し，沿岸部にはギニア湾が広がっている(図2-3参照)。

　ガーナは，首都はアクラ(Accra)，国土面積238,537km²(日本の約3分の2)，人口は約2,550万人である。公用語は英語で，アカン族，ガ族，エベ族，ダゴンバ族，マンプルシ族などの部族からなり，宗教はキリスト教50％，イスラム教15％，その他伝統的宗教が占めている。一人当たりGNIは1,550ドル(2012)，主要産業は農業(カカオ豆)や鉱業(貴金属，非鉄金属)である。国際貧困ライン1日1.25米ドル未満で暮らす人の割合は30％(1992-2007)，政府予算に占める保健分野の割合は7＊％で，教育分野の割合は22＊％(1998-2007)，適

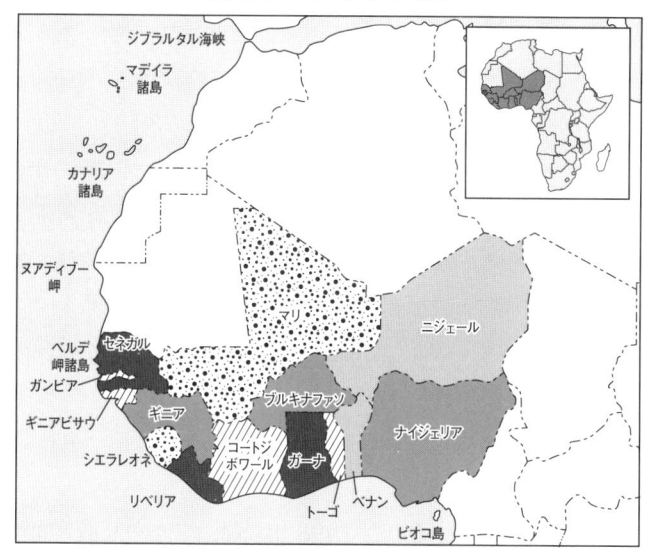

図 2-3 西アフリカ地図

切な衛生施設を利用する人の割合は全国10%［都市部15%，農村部6%］(2006)，15-24歳の識字率は男性80%，女性76%(2003-2007)，初等教育純就学／出席率72%(2003-2008)となっている。

　トーゴは，首都はロメ(Lome)，国土面積56,785km²(日本の約6分の1)，人口は約630万人である。公用語はフランス語で，エヴェ族(約35%)をはじめ40の部族からなり，宗教は伝統的宗教67%，カトリック18%，イスラム教10%，プロテスタント5%を占めている。一人当たりGNIは570ドル(2011)，主要産業は農業(綿花，カカオ，コーヒー)や鉱業(リン鉱石)である。国際貧困ライン1日1.25米ドル未満で暮らす人の割合は47%(1992-2007)，政府予算に占める保健分野の割合は5※%で，教育分野の割合は20※%(1998-2007)，適切な衛生施設を利用する人の割合は全国12%［都市部24%，農村部3%］(2006)，15-24歳の識字率は男性84※%，女性64※%(2003-2007)，初等教育純就学／出席率77%(2003-2008)となっている。

ベナンは，首都はポルトノボ(Porte Novo)，国土面積 112,622km²(日本の約3分の1)，人口は約 940 万人である。公用語はフランス語で，フォン族，ヨルバ族(南部)等 46 の部族からなり，宗教は伝統的宗教 65％，キリスト教 20％，イスラム教 15％を占めている。一人当たり GNI は 780 ドル(2011)，主要産業は農業(綿花，パームオイル)やサービス業(港湾業)である。国際貧困ライン 1 日 1.25 米ドル未満で暮らす人の割合は 39％(1992-2007)，政府予算に占める保健分野の割合は 6※％で，教育分野の割合は 31※％(1998-2007)，適切な衛生施設を利用する人の割合は全国 30％[都市部 59％，農村部 11％](2006)，15-24 歳の識字率は男性 63％，女性 41％(2003-2007)，初等教育純就学／出席率 67％(2003-2008)となっている。

(2)　ガーナ共和国

　ガーナでは，GBUI が設立された 1998 年以降，ブルーリ潰瘍問題に対して，積極的な取り組みを実施してきた。そのひとつがブルーリ潰瘍対策プログラム(NBUCP)である。この NBUCP には，WHO だけでなく，NGO も政策策定などに関わり，アネスヴァッド財団(ANESVAD Foundation，スペイン)もそのひとつである。ここでは，ANESVAD の活動のひとつであるブルーリ潰瘍早期発見プログラムについて，2009 年 3 月に実施したフィールド調査で得られた情報を加え考察する。

　ガーナでは，ブルーリ潰瘍の症例は南部の 5 つの地域(Ashanti, Central, Eastern, Greater Accra and Western regions)で流行している。これらを中心とする地域で 2007 年には 668 の症例が報告されている。なかでも多くのブルーリ潰瘍が発症しているアマンシエ西地区では，2005 年から 2007 年にかけて 3 年間の早期発見プロジェクト[13]が実施された。このプロジェクトには，ANESVAD が運営予算や活動などに資金を提供し，大きな役割を果たしている。主な活動内容は，罹患者の早期発見に向けた地域保健教育の強化，公衆衛生従事者や村のヘルス・ワーカーの育成，学校教師のトレーニングなどが挙げられ

表 2-3　アマンシエ西地区のプロジェクトで訓練された医療従事者数

人員のカテゴリー	1 年目(2005 年)	2 年目(2006 年)	3 年目(2007 年)
ヘルス・ワーカー	40	56	16
薬品販売	60	90	0
村単位のヘルス・ワーカー	80	126	120
教師	200	300	0
伝統的な治療者	50	63	0
計	430	635	136

〈典拠〉World Health Organization (2009), 'Buruli ulcer: first programme review meeting for west Africa-summary report' *Weekly epidemiological record*, Vol. 84, No. 6, p. 46.

る[14]。

　この早期発見プロジェクトによって，3 年間で 1,201 名の医療従事者の育成に成功した(表 2-3 参照)。その結果，2,258 人の検査が実施され，399 の疑わしい症例が確認されている。最終年となる 2007 年には，疑わしいとされ検査を受けた者のうち，ブルーリ潰瘍と診断された患者の割合が，年間 80％(132/164)から 47％(39/83)にまで減少している[15]。

　表 2-3 で，注目すべき点は，教師および村単位のヘルス・ワーカーの育成である。両カテゴリーを合わせると，3 年間で 826 名(全体の約 7 割)が医療知識を学んでいる。学校教師の保健知識充実は，子どもの罹患者の早期発見につながるとともに，学校での啓発活動を促すことで，コミュニティや家族(親)への啓発を促すことにつながる。また，村単位で派遣可能なヘルス・ワーカー制度の充実は，宗教や精霊信仰などの理由で医療を受けることを拒む者が多いアフリカの部族や農村中心の社会を反映している。そのため，伝統的な治療者への協力を求めていることに加え，村単位のヘルス・ワーカーによる正しい情報の提供と説得が罹患者の早期発見につながるのである。地域コミュニィ内での疾病情報などが少ないことや，罹患していたとしても経済的や社会的，宗教的な理由で病院へ行くことができないなどの問題があるなかで，教師および村単位のヘルス・ワーカーの役割は大きい。

　また，疾病の早期発見は治療コストを下げ，患者の家計の圧迫を抑制する効

図 2-4　ガーナ共和国のブルーリ潰瘍早期発見システム

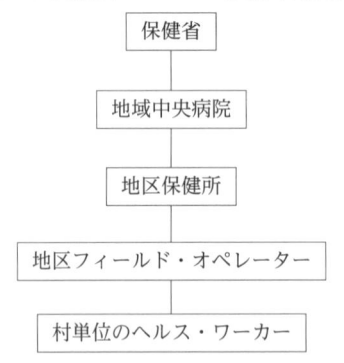

```
保健省
  ↓
地域中央病院
  ↓
地区保健所
  ↓
地区フィールド・オペレーター
  ↓
村単位のヘルス・ワーカー
```

〈典拠〉2009年3月に実施したガーナ共和国・アマンシエ地区でのフィールド調査および World Health Organization 'Buruli ulcer: first programme review meeting for west Africa-summary report' "Weekly epidemiological record" Volume 84 No. 6 2009　p. 45 をもとに作成。

果がある。ブルーリ潰瘍に最も効果的な治療は，患部の切除(重度患者の場合は切断)である。先述したように手術を受けた場合，重症患者は治療費が428ドル[年収の89％]かかるのに対して，初期症状では76.20ドル[年収の16％]と，治療費の負担は軽減される。高額な治療費を軽減するためにも，疾病の早期発見は重要である。現在ガーナでは，NBUCPによって基本的に治療費は無料[16]となっている。そのため，正しい治療に関する情報の普及は初期症状の罹患者の発見増加につながるのである。

　図2-4はガーナのブルーリ潰瘍早期発見システムの構図である。保健・医療部門を統括する保健省を筆頭に，地域中央病院を地区の受け皿として，連携を図っている。そして，集落単位での罹患者発見を担うのが村単位のヘルス・ワーカーである。村単位のヘルス・ワーカーの存在が確立する以前は，医師(医療従事者)の巡回診療(訪問診療)の際の発見が主であった。しかし，医師の数にも限りがあり，ブルーリ潰瘍(またはその症状)の知識をもつ医師も少なく，発見率は低かった。そこで，専門分野の基礎知識をもつ村単位で派遣できるヘルス・

ワーカーを育成することは重要であった。地域によっては，医療費以外にも，病院施設までの交通費や食事を出す施設[17]などもあるため，こうした重要な情報を伝えるためにも，ヘルス・ワーカーは必要な存在なのである。

　このシステムおよび3年間の早期発見プログラムが実施可能となったのは，ANESVADの協力体制が大きい。運営・活動費用にわたる大半をANESVADが負担する状況である。ガーナは，早期[18]から国家規模でブルーリ潰瘍問題に対して取り組んでいる先進的な国家のひとつである。そのため，WHOも積極的な援助を実施している。しかし，ガーナの保健予算やWHOの援助予算は少額である。ブルーリ潰瘍に対する致死率の低さや罹患者の治療拒否なども相まって，ブルーリ潰瘍に対する認識は低く，国家保健予算の大部分はエイズやマラリアなど致死率の高い疾病に充てられているのである。そのため，ブルーリ潰瘍に関する予算のほとんどはNGOが負担していることは，今も変わりない。アシャンティ(Ashanti)地域のテパ(Tepa)医療センターでは，地区の保健予算は建物の維持費に当てられるため，新規での増築などは難しい状況であった。そのため，増築などの予算はANESVADが捻出している。

　このように，院内施設や運営に関する費用のほとんどをNGOが負担している。ガーナ国内にも，他国のNGO団体が多数支援活動に携わっている[19]が，ANESVADの影響力は計り知れない。もし，NGOの支援が滞るような事態が起これば，施設のみならずシステムの崩壊にもつながる可能性が高い。

　WHOが，「世界ブルーリ潰瘍イニシアティブ会議」において長年にわたって，その有効性と危険性について賛否両論に分かれて激論されてきた問題に「抗生物質」がある。その使用が2007年に臨床実験でも投与効果の有効性が確認された。ガーナでは，この治療法が蔓延地域，とくにかつてProject SCOBUが支援してきた地域でどのように実施され，効果を挙げているかをつぶさに見聞し，治療法の信憑性を現場で確認することが重要であった。WHOの指導要領に則って使用期間に6週間を目途に，最長で8週間投与することで，ブルーリ潰瘍の治療法に劇的な変化をもたらすとする報告がなされるようになっ

写真 2-8　セント・マーティンズ病院(St. Martin's Catholic Hospital)

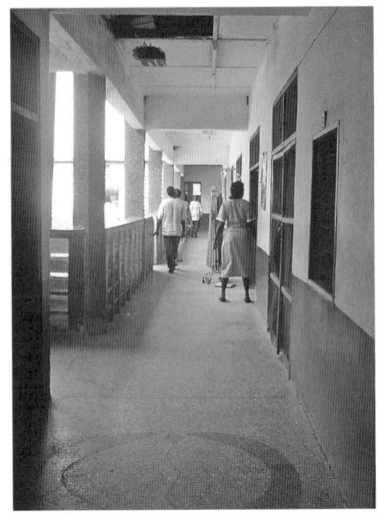

2006 年 3 月 10 日　筆者撮影

表 2-4　西アフリカの国家コントロールの有効性を示す指標

指　　標	ガーナ	ベナン	トーゴ	コートジボワール
人口(100 万)	20	8	5.5	20.6
症例数(2007 年)	668	1,203	141	2,191
10 万人あたりの症例数	3.34	15.04	2.56	10.64
女性の症例(%)	46	47	51	51
15 歳以下の症例(%)	38	43	57	55
カテゴリー 1・2 の症例(%)	59	70	7	73
PCR 検査実施(%)	28	61.5	67	10.4
抗生物質の治療を受けた患者(%)	100	100	100	100
外科手術を受けていない患者(%)	―	47	―	―
再発した患者(%)	0	4	0	0
永久的な障害を持つ患者(%)	―	―	―	―
年間予算(ドル)	―	―	―	―

〈典拠〉World Health Organization (2009), 'Buruli ulcer: first programme review meeting for west Africa-summary report' "Weekly epidemiological record", Vol. 4 No. 6, p. 45.

たのである。

　ガーナにおける蔓延地域は、首都アクラの北に位置するクマシ(Kumasi)地域である。かつて Project SCOBU では、アゴゴ病院(Agogo Presby Hospital)やセント・マーティンズ病院(St. Martin's Catholic Hospital)を中心に支援活動を行った経験がある。2009年3月の調査では、ガーナ共和国国立クワメ・エンクルマ科学工科大学(Kwame Nkrumah University of Science and Technology)医学部教授リチャード・フィリップス博士の招きで、同大学の大学病院やテパ医療センター、エンカウェ・トーセ病院(Nkawie-Toase Government Hospital)などの調査視察を実施した。そこでは、WHO の指導要領に従った抗生物質の投与による効果が現れているとの報告があった。表2-4で示しているように、ガーナ、ベナン、トーゴ、コートジボワールの西アフリカの国々では、抗生物質の治療を受けた認定患者の割合が各国100％に達している[20]。また、早期発見に関しても、カテゴリーⅠ・Ⅱ[21]での症例がトーゴを除くと6割以上に達していることから、効果が現れているといえるだろう。

　一方で、調査を通じて課題も見えてきた。財源の脆弱性は蔓延地域の共通した課題であろう。国や地区の予算も少なく、医療施設などの維持費を捻出することは容易ではない。テパ医療センターは、限られた予算のなかで WHO などの支援も受けながら施設を維持している状態であった。しかし、調査時点では WHO の支援が打ち切られ、最低限の資源で治療を行っていた。調査時も支援の延長交渉を半年も行っている状態であった。また、別の施設でも NGO の支援に依存しているケースは少なくない。

　このように、WHO や NGO による支援は対象とする施設の重要な資源となり、重要度が増す一方で、支援が滞る事態が起これば、施設崩壊につながる可能性が高いことを考慮しなければならない。これは施設だけでなく、保健システム・制度などにもいえることであり、財源の確保は最優先事項である。

写真 2-9　エンカウェ・トーセ病院(Nkawie-Toase Government Hospital)

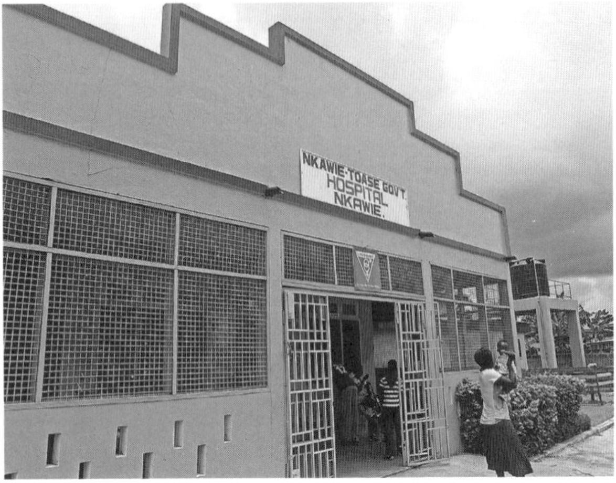

2011 年 8 月 29 日　筆者撮影

(3) ベナン共和国

　先にも述べたように，ベナンにおいては 1989 年から 2006 年にかけて累計で約 7,000 件のブルーリ潰瘍の罹患者が報告されている[22]。ブルーリ潰瘍に関して，ベナンでは保健省を中心に国立病院(1 ヵ所)，ブルーリ潰瘍ナショナルメディカルセンター(5 ヵ所)に加え，プライベートな病院(宗教系の病院)が対応している。ブルーリ潰瘍ナショナルメディカルセンターのひとつがあるアラダ(Allada)医療センターでは，診察・入院・手術・ケアを行い，治療として抗生物質の投与や手術，リハビリテーションを行っている(以前は研究として高濃度酸素治療法も行っていた。次節，ミラノ・アクイレイア・国際ロータリークラブの取り組みを参照)。ここでは，この病院の独自なものとして，全治療費を定額 200 ドルと定め，治療費を払えない場合は分割・免除が実施されている。

　また，保健省と啓発活動の協力を行い，村への訪問(ビデオ上映[23]などの実施)，ラジオでの啓発，教育スタッフの学校への派遣などを行っている。コミュニティとの連携により啓発活動を促すことで，コミュニティから学校，学校から家

族(親)という形での啓発が行われている。ガーナの場合でも同様のことがいえるが，宗教や経済的な理由から病院に行くことができない人々が多い。そのため，早期発見や予防に関する情報や知識の提供があったとしても，必ずしも医療・治療にかかれるわけではない。宗教や経済的な問題など，病院へアクセスできない原因を取り除くことも必要である[24]。

　ブルーリ潰瘍対策で最も効果を挙げているとされるベナンを調査・視察することは，今後の支援活動に大きな意義をもつ[25]。医療関係の支援が中心である WHO 関連の欧米 NGO/NPO 団体とは異なり，Project SCOBU の「ブルーリ潰瘍こども教育基金」(詳しくは第4章参照)では，2006年から罹患率の高い子どもたちを対象に試験的実験プログラム(pilot program)である病院内教育を支援・推進してきた。ブルーリ潰瘍の患者は，1〜6ヶ月の入院が必要とされる。少なくともベナンにおいて，ハンセン病に効果的とされてきた抗生物質であるストレプトマイシン($Streptomycin$)とリファンピシン($Rifampicin$)を併用して投与することがブルーリ潰瘍に安価で効果的な治療法であることが確認される

写真2-10　ザグナナドゥ(Zagnanado)医療センター内の教育施設

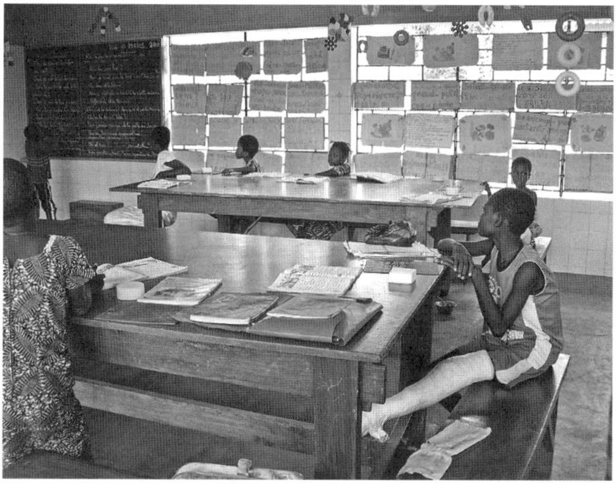

2010年3月18日　筆者撮影

(2005～2007年)[26]までは，外科的処置のみに依存せざるを得なかった。このことは，労働集約的な農業依存型の地方経済地域からの患者にとって，入院期間の長さが日常生活や学校教育の妨げとなっていた。とくに，国家厚生プログラムの不在，資金不足による啓蒙活動の遅滞，伝統的原始信仰の存在は治療を遅らせ，いたずらに病症を悪化させる結果，外科手術のみしか治療方法が残されていない場合は，入院期間が長期化し，教育の中断を余儀なくされてきたのである。

(4) トーゴ共和国

トーゴにおけるブルーリ潰瘍の支援活動は，西アフリカでも発展が遅れた国としての現状を反映したものである。ハンセン病，肺炎，HIV／エイズなどの感染症と同様に，WHOやヨーロッパのNGO団体の支援なしにはブルーリ潰瘍対策に取り組めない現実がある。WHOが推奨しているプログラムを実施し，薬品や医療機器などの国際的支援を受けるためには国家プログラムが不可欠であるが，その政府部内の統括部署の運営さえもNGO団体の支援なくしては，維持できないほど切迫した国家経済の疲弊が立ち塞がっているのである。トーゴの場合，過去の歴史的経緯からドイツに本部を置くNGO団体であり，ハンセン病および肺炎に対して支援活動の経験をもつDAHW (Deutsche Lepra- und Tuberkulosehilfe e. V., ドイツ)[27]が中心となって，ハンディキャップ・インターナショナル(Handicap International, フランス)などの団体とトーゴ政府や病院とが連携しながら，ブルーリ潰瘍対策を実施している。

では，具体的なトーゴでのDAHWとHandicap Internationalの実施している支援活動をみていこう。トーゴでは，1999年からNBUCPを試みているが，不安定な国家情勢と財源の脆弱さから，他国と比べると十分に機能していない状態であった[28]。そこで，同国では，DAHWとHandicap Internationalの支援を得ることで，2007年から5ヵ年戦略計画(A 5-year strategic plan)が実施可能な段階に入り，マリタイム(Maritime)州をはじめとする南部の

5～6地区の流行・蔓延地域を対象として，早期発見と処置活動および病気に関する知識を周知させるための啓発プログラムの強化に務めている。DAHWは抗生物質と外科的療法を提供し，Handicap International は村単位のヘルス・ワーカーの育成や，障害予防とリハビリテーションのトレーニングなどの理学療法(physiotherapy)を中心に連携活動を展開している[29]。

　また，予算も関連支援ごとに分担し，例えば理学療法に関するDAHWの予算は Handicap International に渡される。Handicap International からも治療関連予算がDAHWへと渡るように，それぞれ関連予算に応じて予算交換を行いながら，団体の境界線を超えた連携も行われている。DAHWと Handicap International がそれぞれ同分野の支援をするのではなく，一方が責任分野を担うことでより効果的な成果をあげている。

　本計画の最終的な目標は，南部すべての地区に理学療法士を配置できるようにし，ブルーリ潰瘍やハンセン病など医療に関する情報を地域医療に関わる医療従事者でもある理学療法士が入手しやすくすることで，病気の判断と早期診察を促す役割を担うことにある。現在，トーゴで確実にブルーリ潰瘍の診断・治療のできる医師は10名以下で，むやみに抗生物質を投与すると，他の病気を煩った場合に使用する抗生物質の効果が薄れる可能性がある。また，患者の体質や体型によっても，3種類の抗生物質の割合や分量を調整する必要もある。しかしながら，専門医の不足は現実であり，ブルーリ潰瘍に関して十分な医療知識を有し，適切な訓練を受けた理学療法士による医療補助体制の確立は現実的な対応策のひとつであり，急務でもある。

　しかし，現実的であるとはいえ，このシステムの確立には問題点もある。最も重要なことは，ブルーリ潰瘍であるという確実な診断ができるかどうかということである。トーゴで支援活動を展開するDAHW支部での聞き取り調査では，責任者であるフランツ・ワイデマン(Franz Wiedemann)氏は次のようにその課題について述べている。

本プログラムは，あくまでもブルーリ潰瘍罹患者の早期発見が目的である。そのため，他の病気罹患であっても一度治療を開始すると治療を断ることができない。また，医者のなかには，お金のない患者に他の病気であってもブルーリ潰瘍であると診断し，治療費を得ようとする者もいる。そのため，確実な診断が不可欠となるのである。さらに，医者がブルーリ潰瘍と診断し，治療・薬などを勧めると，その患者は次には来なくなる。それは，経済的な問題に加え，西洋医療に対して根強い文化的偏見が存在しているからである。初回診断時に罹患者に対して，必要な情報など(例えば，医療が無料であることなど)を提供できるようにし，患者が完治するまで通院できるような環境づくりが課題である[30]。

　また，トーゴの場合，ブルーリ潰瘍罹患者は首都ロメを含む大西洋岸地域の政治・経済の中心地であるマリタイム地域に集中している。中心地といっても，都市部から1～2時間以内の移動で農地が広がり，国道沿いの限られた地域以外には電気も通っていない[31]。罹患者は水辺に近い村々か，村のなかでも水辺に近い場所に住んでいる。村々は，その規模(数百人から数千人)にかかわらず，chiefと呼ばれる一族の族長による伝統的な支配構造を有している。そのために，フィールド・オペレーター(field operator)と呼ばれる移動医療監視員の活動には族長との良好な関係が不可欠である。村々には霊媒師による原始的医療を崇拝する伝統が色濃く残っているために，近代医療を受け入れる素地創り(信頼づくり)が罹患者(多くの場合は，15歳以下の子どもであるために親も対象となる)を救う鍵となる。

　トーゴ南部に位置するマリタイム州では，テヴェ(Tsevie)病院を地域の中央病院として6つの監視地区に分け，それぞれの地区にフィールド・オペレーターを配置して，地区内の村々と密接な信頼関係を維持・構築しながら，ブルーリ潰瘍の罹患者の早期発見と啓蒙活動に従事している。このプログラムは，早期発見・早期治療を実現するために重要であったが，予算も乏しく資金難で

あった。そのため，対象地区の移動に必要などバイクや燃料費などへの支援を Project SCOBU も 2010 年度より開始した。

　トーゴでは，ブルーリ潰瘍支援に携わる主要な団体として，DAHW と Handicap International が挙げられる。先述したように，DAHW は Handicap International と連携してそれぞれの得意分野を分担することで，費用を軽減して最大の効果を引き出す努力を重ねている。例えば，医療に関しては DAHW が東欧，西アジア，中近東に加えて，アフリカ各国を含む 44 ヵ国での活動を通して，蓄積してきた豊かな経験を活かしているのに対して，Handicap International は，理学療養の分野で世界をリードしてきた支援活動を支援当事国で有効に反映させ，限られた予算を分散させることなく活かしていく方法を採用している。

　チェポデベ(Tchekpo-Dove)村では，独自の診療所があり，政府の助成なしでメディカルアシスタント(Medical Assistant)[32] を雇用し，地区のフィールド・オペレーターと連絡を密にしながら，罹患者の早期発見と地域の中央病院であるテヴェ病院での治療および退院後の治療の継続を含めて，村民の健康維持に務めている。族長の理解がこのような特異な対応を可能にしていることから，フィールド・オペレーターと村(とくに族長)との関係のレベルがブルーリ潰瘍対策には欠かせないものとなっている。さらには，このチェポデベ村では，隣接するヨト(Yoto)川に近い場所にブルーリ潰瘍発生が集中しているが，道路を挟んだ川から遠い場所では発生していない。このことを危惧する族長からは，病原究明の要求も DAHW に出されており，サンプル採集を村に依頼し，分析を進めることにもなっている。

　近隣の村には，チェポデベ村ほど経済的にも恵まれていない状況もある。アナガリ(Anagali)村は，人口 400 人程度の小さな村で，小規模農業による自給自足的な経済に依存しており，診療所や医療スタッフを独自にもつことのできない状況にある。ここでもフィールド・オペレーターが密な連絡と監視にあたっているが，村全体の意識に変化の兆しが見え始めたのは最近のことであり，

DAHW の代表が自ら出向き，村人の要求を実現(無料での診察や治療)するなどして確固たる信頼関係を築き上げようとしているが，まだ時間が掛かるように思われる。

　テヴェ(Tsivie)病院は，マリタイム州で唯一の地域中央総合病院であることから，今日でも感染症の代表であるハンセン病や結核の患者も受け入れているが，トーゴ政府(厚生省)の理解の下で，DAHW と Handicap International が共同で支援しているブルーリ潰瘍対策が整った唯一のモデル地域病院である。さらに，この病院は 2009 年度から Project SCOBU の「ブルーリ潰瘍こども教育基金」による病院内教育プログラムの対象病院でもある。もちろん，治療中であるために入院患者が院外に出ることができない場合でも基礎教育を中断しないためのプログラムであるが，歩行可能になった子どもたちは近隣の小学校に通学でき，他の子どもたちと交流することも可能にするものである。入院期間によって通学期間は一定ではないが，多くの場合が 1 ヵ月から 3 ヵ月が平均的である。しかし，なかには入院期間が 1 年に及ぶ場合もあり，それら

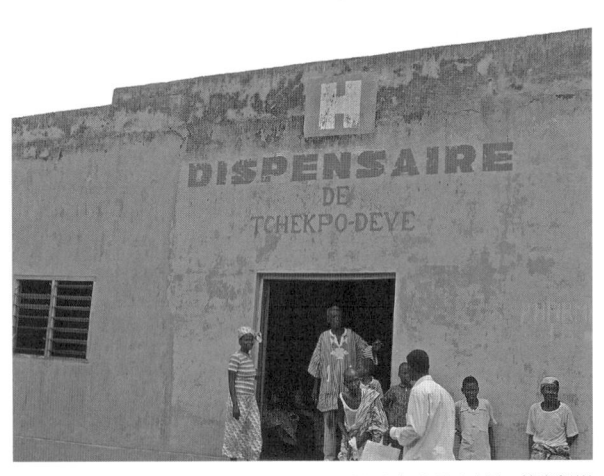

写真 2-11　チェポデベ(Tchekpo-Dove)村の診療所

2010 年 3 月 14 日　筆者撮影

の子どもたちのなかには高いレベルの成績を収めている者もいる。

　トーゴの場合の最大の問題は，国家的なブルーリ潰瘍対策プログラムは存在し，予算を計上されてはいるものの，対策費は皆無であることである。そのために政府が実施プログラムを策定することは困難で，実質的には支援団体がプログラムを提案し，資金を投入して対策を実施しているのが現状である。本来ならば，医療施設(建物)費や人件費は国家が負担し，医療機器や薬品など直接医療に関わる部分を支援団体が提供することになっているが，医療施設も支援団体の寄付で建てられている場合も多い。このようにトーゴにおける啓蒙活動は，政府の積極的な取り組みや海外支援団体による効果的な支援(一時的な支援ではなく，将来を見据えた医療制度創り)が必要であり，西アフリカ各国が抱えた事情も一様でないなかでの活動の難しさも露呈しているのである。

4　ブルーリ潰瘍問題におけるNGOの位置と役割

　現在，ブルーリ潰瘍に対する支援には多くのNGOが携わっている[33]。前節で取り上げることのできなかったNGOの取り組みが多くある。そのなかでも，本節ではGBUIの設立当初から支援を行っている団体，また支援活動のなかでも重要な役割を果たしてきた団体である日本財団(日本)，アネスヴァッド財団(ANESVAD Foundation，スペイン)，ルクセンブルク・ラオル財団(Fondation Luxembourgeoise Raoul Follereau，ルクセンブルク)，ミラノ・アクイレイア・国際ロータリークラブ(Rotary International Milan Aquileia Club，イタリア)を取り上げる。

　日本財団がブルーリ潰瘍に取り組むきっかけとなったのは，スタッフがアフリカを訪れた際に，ハンセン病の症状と類似した難治性の病気が流行しているという情報に接したことからであった。当時はどの団体もブルーリ潰瘍の存在を知らず，またWHO予算でも患者数の少ない段階で支援することもできないという状況があった。1997年からこうした状況を重く受け止めて，日本財団は支援活動を開始する。当初はハンセン病予算からの一部の助成として行わ

れたが，徐々に助成額は拡大していった。以来，2006年までの10年間，日本財団はWHOへの助成を行うという形で，病原菌や感染経路の研究，治療薬の開発，地域住民の意識向上プログラムなどの支援を行ってきた。主に，「ブルーリ潰瘍対策プログラム」「国際会議(WHO Annual Meeting on Buruli Ulcer)やセミナー等の運営」「研究」の3つの活動へ支援金は拠出されている。

「ブルーリ潰瘍対策プログラム」では，現状調査やモニタリング・分析，機材・医療品，医者のトレーニングなどを行い，また早期発見・早期治療を促すために，子ども向け啓発教育用漫画本(フランス語と英語によるWHOの出版物)の製作支援などの啓発活動，教材の作成も実施している。「研究」では，感染経路の解明や治療薬，遺伝子配列，診断方法の確立などの研究を行っている。また，支援金の対象はWHOスタッフの給与，緊急の患者がいる際の車の手配なども含まれる[34]。

日本財団は，笹川記念保健協力財団と協力しながら，培養皮膚移植技術移転協力に伴う専門家派遣および研修や，ガーナやコンゴに対して手術用器具などの薬品・機材供与を行ってきた。ガーナで行われた外科的治療プロジェクトでは，患部の切除後に他の正常な部分の皮膚を切除し，その皮膚と培養皮膚[35]を縫い合わせるものであった。14歳から58歳までの患者7名の手術を行った結果，手術後1週間で多くの患部が上皮化し，2週間後には運動などができるまでに回復している。この技術は，培養皮膚を使用しない場合に比べて患部の治りも早く，大きな成果がもたらされた。これにより，皮膚移植などの外科的治療技術の向上が後遺症の軽減に効果があることが確認され，2005年には日本財団の支援しているWHOプログラムの一環として，他の国々で実施されている[36]。しかし，この培養皮膚移植手術は，流行国への医療技術の移転やコスト面などを考えると，現状では実施していくことは不可能である。

次に，ANESVADは1968年にスペインのビルバオで生活困窮者や貧困の患者を助ける目的で設立された。1970年からは，ハンセン病患者への支援を行い，現在では健康全般の支援や子どもへの性的な虐待，ブルーリ潰瘍，

写真2-12-1 エンカウェ・トーセ病院 (Nkawie-Toase Government Hospital) (2006年)

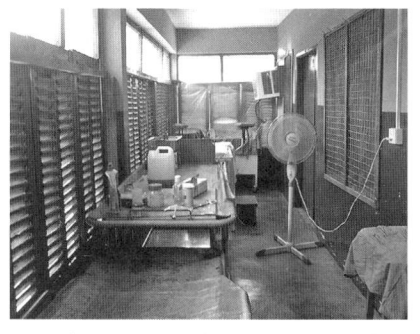

写真2-12-2 エンカウェ・トーセ病院 (Nkawie-Toase Government Hospital) (2009年)

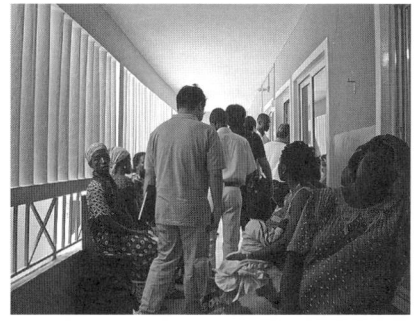

2006年3月10日 ガーナ共和国にて筆者撮影　　2009年3月25日 ガーナ共和国にて筆者撮影
※写真2-12-1，2-12-2は，2006年・2009年にガーナ共和国のエンカウェ・トーセ病院(Nkawie-Toase Government Hospital)で撮影した同一場所。ANESVADによる支援成果である。

HIV/エイズへの支援を行っている。ブルーリ潰瘍に対しては，1998年のGBUI設立当初から支援を実施してきた。ANESVADは主に6つの戦略を掲げ活動を行っている。患者への治療と支援，保健システムの強化，リハビリテーションと理学療法の確立，早期発見キャンペーンのための啓発活動，公衆衛生従事者や学校教師などのスタッフへのトレーニングや情報提供・コミュニケーション，教育活動(学校教育支援や入院患者への読み書き支援)の6つである[37]。筆者らが2006年3月に実施したガーナと2007年3月のベナンの現地調査においても，ANESVADは国家レベルでのプログラムに関わり，病院施設への医療器材や施設の建設などを行っている。

また，Fondation Luxembourgeoise Raoul Follereauは，ベナンやギニア共和国などへ支援を行ってきた。そのなかでも，ベナンへの支援は事前調査などを含め1998年から積極的に行われてきた。支援当初は，アラダ医療センターへの手術技術や細菌学，放射線学なども含めた技術，入院・管理などに関する技術提供を行い，その運営については2002年にベナン当局へ移譲された。

写真 2-13　高濃度酸素治療器

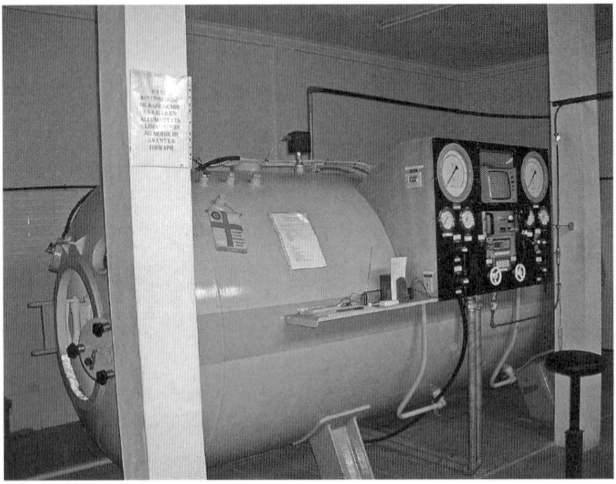

2007 年 3 月 15 日　ベナン共和国にて Project SCOBU メンバー撮影

　その後も支援は続けられ，施設建設や薬品，医療器具などが提供されている。2006 年 3 月の国際会議での報告では，さらなる施設建設や医療機器・医療必需品・薬品などの供給，啓発のための資金提供，スタッフへのトレーニング，入院患者のモニタリング，入院児童への教育などを実施している[38]。

　最後に，Rotary International Milan Aquileia Club は，ブルーリ潰瘍に対する新たな治療方法として，高濃度酸素治療法による治療を推進し，ベナンのアラダ医療センターに対して，高濃度酸素治療器の提供を行った。この高濃度酸素治療器の提供に当たっては，設備器材は Fondation Luxembourgeoise Raoul Follereau から，器材操作等のトレーニングに関わる人的費用に関してはミラノの病院からの協力を得ている[39]。

　以上，ブルーリ潰瘍への支援を行ってきた代表的な団体を取り上げた。これ以外の団体を含め，ブルーリ潰瘍の支援団体にはハンセン病支援を行ってきた団体が多い。それはブルーリ潰瘍がハンセン病と類似した疾病[40]だからである。ハンセン病への取り組みが進み，ある程度制圧されつつあるため，他への支援

が行えるようになったと思われる。本節で取り上げた 4 つの団体は，ブルーリ潰瘍支援の先駆的な役割を果たし，WHO や政府などの対策・取り組みの策定や資金提供，地域レベルでのプログラムの実行など多くの活動に携わり，重要な役割を果たしてきた。

次に，コーテンの理論をもとに，ブルーリ潰瘍問題に取り組む ANESVAD を例に活動を分析していこう。ANESVAD はもともと 1968 年にスペインの生活困窮者救済のために設立され，ハンセン病をはじめとする疾病への支援を実施してきた。ブルーリ潰瘍問題へは，1998 年の GBUI 設立当初から支援を行っている。団体の設立時期や疾病への取り組み期間，また NBUCP 制度などへの資金提供は支援対象範囲が国家となることなどを考えると，ANESVAD の活動はコーテンのいう第三世代に位置づけられる。

しかし，ANESVAD だけでなく，ブルーリ潰瘍問題へ取り組む多くの NGO 団体にいえることは，個人や地域，国家への支援を行っているものの，それが市民運動(コーテンのいう第四世代の民衆の運動)を促すような活動へ発展していないことである。これは，将来を暗示する一面もある。NGO の重要性が増す一方で，NGO 支援が滞る事態が起これば，制度やシステム，人々の生活が崩壊する危機があるからである。そのような事態に陥らないようにするためにも，NGO に依存することのない，その国家の状況に合わせた安定かつ実現可能な制度を目指す必要がある。

このように，本章ではブルーリ潰瘍の医学的な現状や国際的な取り組みの展開，流行国であるガーナ，ベナン，トーゴでのフィールド調査による実態把握，NGO の位置と役割について考察してきた。では，このようなブルーリ潰瘍を取り巻く状況において，WHO はいったいどのような援助を展開してきたのだろうか。社会経済的な問題とともに，医療中心型援助の限界について次章で明らかにしていきたい。

◇注◇

1) CDC (Centers for Disease Control and Prevention) (2004), *Progress Toward Global Eradication of Dracunculiasis, January 2004-July 2005*, MMWR (Morbidity and Mortality Weekly Report), Volume54 Issie42, pp. 1075-1077.
2) World Health Organization (2007), *Fact Sheet : Buruli Ulcer Disease (Mycobacterium ulcerans infecation)*; World Health Organization/Global Buruli Ulcer Initiative (2000), *Buruli ulcer, Mycobacterium ulcerans infection*; World Health Organization (2001), *Buruli ulcer-Diagnosis of Mycobacterium ulcerans disease*; World Health Organization (2001), *Buruli ulcer-Management of Mycobacterium ulcerans disease*.
3)「国立感染症研究所」http://www.nih.go.jp/niid/ja/bu-m/1842-lrc/1692-buruli.html 2014年5月1日 閲覧・取得
4) 後述するが，現在ガーナでは National Buruli Ulcer Control Programm によって，治療に関する費用は無料である。
5)「日本財団」http://www.nippon-foundation.or.jp/inter/topics_dtl/2001471/20014711.html 2007年10月23日 閲覧・取得
6) World Health Organization (2007), *Fact Sheet : Buruli Ulcer Disease (Mycobacterium ulcerans infecation)*; 'World Health Organization' http://www.who.int/buruli/gbui/en/index.html 2007年6月10日 閲覧・取得，およびキンスリィ・アシエドゥ博士への聞き取り調査。
7) 'World Health Organization' http://www.who.int/buruli/gbui/en/index.html 2008年9月26日 閲覧・取得。
8) リファンピシンとストレプトマイシン／アミカシンを組み合わせ，8週間投与する。初期段階(Nodule)の治療は，入院なしで扱われる。
9) 以降，3つの段落は，下村雄紀，藤倉哲哉，新山智基，福西和幸他(2009)「ブルーリ潰瘍問題に対する小規模 NGO 支援の可能性：Project SCOBU の事例」『神戸国際大学紀要』に記述している部分と重複する。
10) 以降，ガーナの記述は，World Health Organization (2005), *Facilitators Report: Joint WHO Meetings with Ministry of Health on Buruli Ulcer Control program and Strengthening Emergency and Essential Surgical Training in Ghana*, p. 3 を基に作成。
11) World Health Organization (2007), *Fact Sheet: Buruli Ulcer Disease (Mycobacterium ulcerans infecation)*.
12) 本項は，「外務省(ガーナ共和国)」http://www.mofa.go.jp/mofaj/area/ghana/data.html (2014年7月18日 閲覧・取得),「外務省(トーゴ共和国)」http://www.mofa.go.jp/mofaj/area/togo/data.html,「外務省(ベナン共和国)」http://www.mofa.go.jp/mofaj/area/benin/data.html (ともに，2014年7月18日 閲覧・取得)およ

び United Nations Children's Fund (2009), *The State of the World's Children Special Edition: Celebrating 20 Years of the Convention on the Rights of the Child* (Statistical Tables), United Nations Plaza. をもとに作成。ガーナ，トーゴ，ベナンのミレニアム開発目標指数は参考資料5～7参照。その他，各国の指標を表すものに人間開発指数(HDI)などがある(参考資料3参照)。
※標準的な定義によらないものや，国内の一部地域のみに関するものを含む。(国によって，データの信憑性を欠くものもある。実際にデータ上だけではガーナ・ベナンに比べ，トーゴの方が高い数値を打ち出している。しかし，聞き取り調査などではトーゴの状況の方がより緊迫しているといわざるを得ない。)
13) 早期発見プログラムが実施され，システムが確立するに至った背景には，実験段階であるものの抗生物質投与の影響が大きい。2007年にはほぼ100%の割合で抗生物質投与が行われ，多くの症例で潰瘍の縮小が確認されている。高コストの治療費を避ける手段の確立は，早期発見プログラムの手助けとなっているのである。
14) World Health Organization (2009) 'Buruli ulcer: first programme review meeting for west Africa-summary report' *Weekly epidemiological record*, Vol. 84, No. 6, p. 45.
15) Ibid., p46.
16) 筆者が2009年3月に実施した調査において聞き取った範囲では，実際にはプライベートの病院では費用を取っている所もある。また，基本的に公共施設は医療費が無料であるが，不正に費用を請求している施設も存在している。
17) 例えば，クマシの国立クワメ・エンクルマ科学工科大学が挙げられる。通常，アフリカの病院では，食事は管轄外である。そのため，母親の炊き出しによって食事を作っている。こうした患者家族への負担も大きな問題である。
18) ガーナは，グローバルブルーリ潰瘍イニシアティブの集中プログラムを早期に取り入れている。
19) ガーナのブルーリ潰瘍対策プログラムの予算の多くはNGOによるものである。
20) 潜在的な患者は含まれていない。
21) カテゴリーIとは，病巣部の直径が5cm以下のものを指す。カテゴリーIIとは，病巣部が5～15cmのものである。カテゴリーI・IIが複数存在するものや15cm以上のものをカテゴリーIIIと位置づけている。
22) World Health Organization (2007), *Fact Sheet : Buruli Ulcer Disease (Mycobacterium ulcerans infecation)*.
23) 読み書きのできない人々のためにチラシなどではなく，ビデオ上映や演劇などで啓発活動を行っている。ブルーリ潰瘍に限ったことではなく，他の病気でも行われている。
24) 本項のここまでの記述は，2007年3月にベナンで実施した調査で明らかになった。
25) 以下(本項「(3) ベナン共和国」)の部分は，下村雄紀，新山智基，小枝英輝，藤倉哲哉，成瀬進，福西和幸(2010)「教育・リハビリテーション支援の複合的アプローチ：西ア

フリカにおける国際NGO活動のための事例研究」『神戸国際大学紀要』に記述している部分と重複する。
26) 2003年頃までに抗物質の効果については，WHOブルーリ潰瘍対策会議で報告されていたが，2005年にベナンはその治療法に関して懐疑的な意見もあったなかで，国家厚生プログラムのなかに抗生物質によるブルーリ潰瘍の治療法を採用し，2007年までには他の研究グループによる研究成果にも支えられて実現可能となった。ベナンは2009年のブルーリ潰瘍年次大会をWHOジュネーブ本部以外ではじめて主催し，10年前に採択されたヤムスクロ宣言に代わって，これまでの研究成果を踏まえたコトヌー宣言の採択に漕ぎ着けている。
27) DAHWは，Handicap Internationalやドイツ大使館とともに，資源・財源に乏しいトーゴにおけるブルーリ潰瘍対策を推進しているNGOであるが，その活動範囲は極めて広く国家レベル(厚生省)から患者が集中しがちである貧村レベルに至っている。
28) World Health Organization (2009), 'Buruli ulcer: first programme review meeting for west Africa-summary report' *Weekly epidemiological record*, Vol. 84, No. 6, p. 46.
29) Ibid., pp. 46-47.
30) 筆者が2009年3月27日にトーゴ共和国ロメ市内にあるDAHW本部へ訪問した際に実施した聞き取り調査で得られた結果である。
31) 以下(本項「(4) トーゴ共和国」)の部分は，下村雄紀，新山智基，小枝英輝，藤倉哲哉，成瀬進，福西和幸(2010)「教育・リハビリテーション支援の複合的アプローチ：西アフリカにおける国際NGO活動のための事例研究」『神戸国際大学紀要』に記述している部分と重複する。
32) 看護師資格を持たない保健師。
33) 2008年の段階で，44団体が支援に携わっていた。(Global Buruli Ulcer Initiative提供資料より(2008年4月12日))。
34) ここでの記述は，日本財団への聞き取り調査および日本財団図書館，日本財団広報グループ編集企画チーム編(2005)「2005年度 事業計画アウトライン」日本財団　p.51;「笹川記念保健協力財団」http://www.smhf.or.jp/outline/outline05.html　2007年10月24日　閲覧・取得より作成。
　　最近では，WHOが研究や支援分野での実績を残していることや，世界で制圧されつつあるハンセン病対策を行っていた団体がブルーリ潰瘍の対策も行うようになったことから，縮小傾向にある。
35) 人間の細胞から培養された皮膚のこと。主に重度のやけどなどの手術に使用されている。
36) 外科的治療プロジェクトは，WHOプログラムの一環の下で行われているため，笹川記念保健協力財団としての活動は現在行われていない。
　笹川記念保健協力財団への聞き取り調査および2001年度から2004年度の助成事業(日本財団図書館参照)。

「笹川記念保健協力財団」http://www.smhf.or.jp/outline/outline05.html　2007年10月24日　閲覧・取得より作成。
37) World Health Organization (2007), *WHO Annual Meeting on Buruli Ulcer*, p. 26.
　'ANESVAD' http://www.anesvad.org/pub/ingl/presentacion.htm　2007年12月19日　閲覧・取得
38) World Health Organization (2006), *Abstracts of the Ninth Annual Meeting of the WHO Global Buruli Ulcer Initiative*, p. 52; 'Fondation Luxembourgeoise Raoul Follereau'.
　http://www.ffl.lu/mmp/online/website/menu_vert/maladies/53/index_FR.html　2007年12月19日　閲覧・取得
39) World Health Organization (2006), *Abstracts of the Ninth Annual Meeting of the WHO Global Buruli Ulcer Initiative*, p. 53; World Health Organization (2007), *WHO Annual Meeting on Buruli Ulcer*, p. 33.
40) ブルーリ潰瘍は，ハンセン病や結核と同種の細菌の感染によって発症することが特定されている。

第3章

感染地域の社会経済的問題と
WHOの医療中心型援助の限界

1 国際医療機関としてのWHO

WHO[1]は、「すべての人々が可能な最高の健康基準に到達すること(世界保健憲章第1条)」を目的としている医療・保健分野の国際機関である。

WHOの予算は2年制であり、「通常予算(Regular Budget)」と「任意拠出に基づく予算外拠出(External-Budgetary Contribution)」に分けられる。通常予算は、各国の支払能力(国民所得等に基づく)によって算定される。また、任意拠出に基づく予算外拠出は、通常予算以外のすべてを指し、2国間ドナーやUNDP、国連児童基金(United Nations Children's Fund：UNICEF)などの他の国連機関、各国政府やNGOなどの組織によって拠出される。

主な活動は、医療・保健に関する調査・研究や情報収集・分析、器材の購入であり、各国政府に対しては政策的な支援・助言や技術協力などを行い、またフィールド・レベルでの技術協力の事業活動なども実施している。地域レベルにおいても、地域事務局が主体となって技術支援を中心とした取り組みが試みられている。WHO予算のうち、約6割が地域への専門家派遣やワークショップ開催、ガイドラインの作成等に当てられる。表3-1のように地域別予算の割合をみるとアフリカの割合が著しく高く、WHOが最重要地域として取

り組んでいることが窺われる。その他に，伝染病や風土病などの撲滅，医療・保健に関する条約，規則の提案，食品や医療品などの国際基準も策定している[2]。

WHOは，1997年から危険性のある感染症に対するあらゆる情報を集め，緊急性の高いものに関しては対応策を講じている[3]。また，新興・再興感染症問題に対して対策を進めており，グローバル感染症警報・対応ネットワーク（Global Outbreak Alert and Response Network）を2000年に設立し，構築・強化を図り，迅速に対応を取れるような体制を整えるように努めている[4]。世界の脅威となりうる感染症情報に関しては，「Weekly Epidemiological Record」[5]や「Disease Outbreak News」[6]を通じて全世界へ配信される。

表3-1　地域別予算の割合（2012-2013）

地域別予算		2012～2013年
全体額（百万ドル）		3,959
地域別割合	東南アジア	10.9
	アフリカ	25.2
	アメリカ	6.3
	欧州	7.5
	東地中海	9.1
	西太平洋	8.7
本部		32.3

〈典拠〉「2013年版　政府開発援助（ODA）参考資料集」p.95
http://www.mofa.go.jp/mofaj/gaiko/oda/shiryo/hakusyo/13_hakusho_sh/pdfs/s_all.pdf　2014年5月1日閲覧・取得

WHOは具体的な課題として，プライマリー・ヘルス・ケアの促進や必須医療品行動計画，エイズ対策，タバコ対策，熱帯病研究，ポリオ根絶などに取り組んでいる[7]。本書の主題のひとつである熱帯病への取り組みとしては，「熱帯病医学特別研究訓練プログラム（Special Programme for Research and Training in Tropical Diseases）」がある。

熱帯病医学特別研究訓練プログラムは，WHO，UNICEF，UNDP，世界銀行が提起した諸問題に対して包括的に対応するために1975年に設立された組織である。途上国に蔓延している感染症に対する予防や診療，さらには治療のための研究開発や教育訓練などの企画を立案し実施している[8]。同プログラムの研究対象となっている感染症には，トリパノソーマ症，デング熱，リーシュマニア症，マラリア，住血吸虫症，結核，シャガス病，ハンセン病，フィラ

リア症, オンコセルカ症などの「顧みられない疾病(Neglected Disease)」がある。

熱帯病医学特別研究訓練プログラムのような実践的施策に対して, WHOは上記のような国際機関と連携することによって, 研究・資金面を補いながらプログラムを運営している[9]。また, 加盟各国の政府の支出金に依存するのみではなく, 多くのNGO/NPOを含む医療団体からの援助[10]も受け, より直接的に関与しながら活動領域を拡大している。

2 ブルーリ潰瘍をめぐるWHOの動向

第2章でも述べたように, ブルーリ潰瘍をめぐっては, 1998年のGBUI設立以来, WHOでは諮問委員会の設置, ヤムスクロ宣言, ウェブサイトの新設, 診断・治療指針の確立, 専門調査委員会, 疾患管理の研究などが2000年までに整えられた。国家レベルでは, 例えばガーナで保健サービスや外科施設の強化, 外科学や理学療法, 病理学, 微生物学, 疫学の専門職のトレーニング, 健康教育, リハビリテーションなどの対策を拡充している[11]。

ブルーリ潰瘍に対する外科的治療(病変組織の摘出と皮膚移植)は費用が高い。ガーナのある地域では, 人口の22%が罹患し[12], 結核やハンセン病に替わり最も多い細菌感染症となっている。しかし, 入院期間・治療範囲・後遺症・深刻な罹患率・死亡率・費用等を縮小するためには, 早期発見・治療を目指したブルーリ潰瘍に対する抑制戦略では限界がある。2002年の報告[13]では, ネズミを使った研究で, リファンピシンとアミカシン／ストレプトマイシンの組み合わせにより, 初期段階のブルーリ潰瘍が完治することを示唆した。

WHOは, ブルーリ潰瘍確定診断のために推奨していることとして, ① チールニールセン染色(AFB), ② 微生物培養, ③ 組織病理, ④ PCR検査のうち, 2つが陽性になることを挙げている。WHOの目標は, 進行性潰瘍に発展する前(早期)に病原菌であるマイコバクテリウム・アルセランスに感染した患者を確定し, 最新かつ簡単で迅速な診断方法の開発を促進することである。

しかしながら, マイコバクテリウム・アルセランスの感染経路の基本的メカ

ニズムに関する理解不足のため、予防戦略は遅れている。積極的な調査・監視による早期発見や外科的治療によって重症化を防ぐには限界がある。危険地域の人々に対する啓発教育は、罹患率や治療の遅れからくる死亡率を減らすには重要な戦略であろう。また、農作業における防護服の着用や外傷性の傷に対する早急な洗浄などの予防戦略も重要であり、検討が急がれる。

ブルーリ潰瘍における調査・監視を妨げている要因には以下のものが挙げられる。

① 罹患者は医療とほとんど縁のない遠い地域で発生している。
② 医療従事者と市民の疾患に対する知識が不十分である。
③ 罹患者は知識不足から効果的な治療があることを周知しないため、治療を受けないケースや手遅れになる。
④ 治療費は高価で、入院期間も長い。
⑤ 伝統的治療師によって行われるケースが多い。
⑥ 罹患者は死亡率の低さから深刻な問題として捉えていない[14]。

また、2002年3月に開催された第5回ブルーリ潰瘍対策専門家会議では、調査・監視に関して次のような活動方針が提唱された。① 現存する対策を強化し、報告様式を標準化することや、② 地域の調査・監視システムを統合するために国家や地方保健当局との協議を実施し、村や地元レベルでの早期発見を目指すこと、③ 調査・監視計画をサポートするために、Health Mapper software program[15]を応用すること、④ 既存のインフラストラクチャー(様々な疾病や国家対策など)を使って国内の流行や調査をはじめることなどが提唱されている。

2004年3月に開催された第7回ブルーリ潰瘍対策専門家会議では、次のような諮問委員会の発表と結論に達している。ブルーリ潰瘍による機能障害が治癒症例の25％に生じている原因として、ブルーリ潰瘍患者の多くは病状が末

期になるまで医療を行わない傾向に注目し，警鐘を鳴らしている。この問題に取り組むために，早期発見・早期治療および機能障害の予防 (prevention of disability：POD) を推奨している。ブルーリ潰瘍の治療には薬剤，手術，PODという3つが不可欠であり，早期発見・治療が機能障害を最小限度に食い止めるためには重要である。PODは，罹患者の発見から完治するまでであり，その責任は家族とヘルス・ワーカーなどの介護者にもある。PODを実施するためには，それを実行できる医療従事者・介護者の育成が急務であり，トレーニングやマニュアル作りが必要である。また，2002年に報告されたリファンピシンとストレプトマイシンによる治療経過が報告され，ベナン88例，ガーナ10例の治療の結果，半数は手術が不必要であり，さらに手術が必要な場合でも切断ではなく，最低限の患部の除去で済むことが明らかになった[16]。

2004年から2008年にかけて，アフリカでは2006年にナイジェリアでの発症が数例報告されているが，リベリアとシエラレオネでは1984年以降症例報告はなされていない。現在，ベナン，コートジボワール，ガーナが最大の流行国である。実際には，上記を含む多くの国でブルーリ潰瘍は蔓延している状況といえるだろう。しかし，政治的な要因(例えば，症例が報告されることで国はそれに対して何らかの対策や医療費などを補填しなければならないため)などから報告されないケースも少なくない。症例報告がないことが，罹患者が存在しないことを意味している訳ではなく，その国でのブルーリ潰瘍への対策の遅れを示唆している場合があることも念頭に置いておくべきである。事実，西アフリカ諸国(コートジボワールなど)では，調査対象地域が拡大するにつれて，年間罹患者数が急増していったことはよく知られている。

ブルーリ潰瘍の罹患者の特徴のひとつとして，罹患者の少なくとも50％が15歳未満の子どもで，感染率に男女差はない。ブルーリ潰瘍は水界の周りで群発することが多く，発生地は局所的に分布するため，流行地と非流行地はわずか数キロメートルで隔てられている[17]。ベナンでは図3-1のように流行村が分布している。したがって，流行地域や池などの近隣で生活することがリス

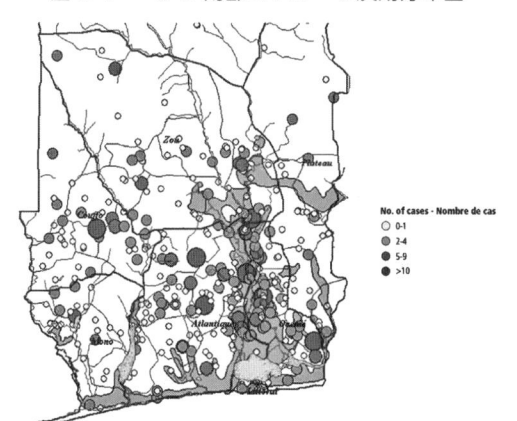

第 3 章　感染地域の社会経済的問題と WHO の医療中心型援助の限界

図 3-1　ベナン南部のブルーリ潰瘍分布図

〈典拠〉World Health Organization (2008), 'Buruli ulcer: progress report, 2004-2008' *Weekly epidemiological record*, Vol. 83, No. 17, p. 148.

表 3-2　ブルーリ潰瘍コントロールのための WHO の戦略の主な要素

戦　　略	要　　素
I. 保健制度の強化	・基盤開発，器材とロジスティックス ・公衆衛生従事者のトレーニング ・標準化された記録と報告を用いた BU01 と BU02 と分布図作成ソフト
II. コミュニティ関係	・コミュニティレベルの初期症状の発見 ・コミュニティや学校での教育周知キャンペーン ・村公衆衛生従事者の訓練を受けて，地域に密着した監視システムの強化
III. 標準化されたケース管理	・症例の研究所での確定 ・特定の抗生物質—リファンピシンとストレプトマイシンまたはアミカシン ・手術(外科的治療) ・傷の治療 ・機能障害の予防(POD)やリハビリテーション

〈典拠〉World Health Organization (2008), 'Buruli ulcer: progress report, 2004-2008' *Weekly epidemiological record*, Vol. 83, No. 17, p. 154.

ク要因となっている。

　感染経路やワクチンは完全には解明されていない。現在のところ，ブルーリ潰瘍をコントロールする目的は，罹患率と身体障害を減らすことである。WHOのコントロール戦略(表3-2)は，早期発見および抗生物質と必要に応じて外科的手術や理学療法を組み合わせた早期治療に重点が置かれている。2004年に抗生物質治療が導入されたことは革命的であった。2002年には，ガーナで初期段階の患者に対して試験的に抗生物質投与が行われ，2004年にはWHOが抗生物質の使用を推奨している。その結果，30～50％の治癒率や抗生物質により患部(のサイズ)を縮小させることで手術範囲を最小限に抑えることができた。最終目標は経口投与薬の開発であり，現在研究が進められている。抗生物質による治療が確立するまでは，外科手術が患者に推奨されていたが，設備やコストの問題で多くの患者が治療を受けられずにいた。しかし，2008年時点では30～50％の患者が抗生物質のみの治療を受けており，治療システムが機能するようになった地域では，治療負担が減少している。また，近年，治療において障害予防が重要視されるようになってきたことも，抗生物質を使用した医療対策の進展を物語るものであろう。

　コントロール戦略は，十分な医療を受けられない村などに対して，保健サービスを提供するなど保健サービスの強化に力を入れている。図3-2のように，NGOは設備面や知識および技能を活かした活動など多岐にわたり，ブルーリ潰瘍への活動に貢献している。しかし，NGOによる研究の支援は限られている。

　2007年10月11日にアメリカ・アトランタで開催された第11回疾病撲滅特別委員会(International Task Force for Disease Eradication)では，ブルーリ潰瘍に関する以下の問題提起と結論・提言に至っている。まず，WHOによるこの疾患に関する研究の優先順位は次の通りである。

① 自然環境から人への感染経路を特定

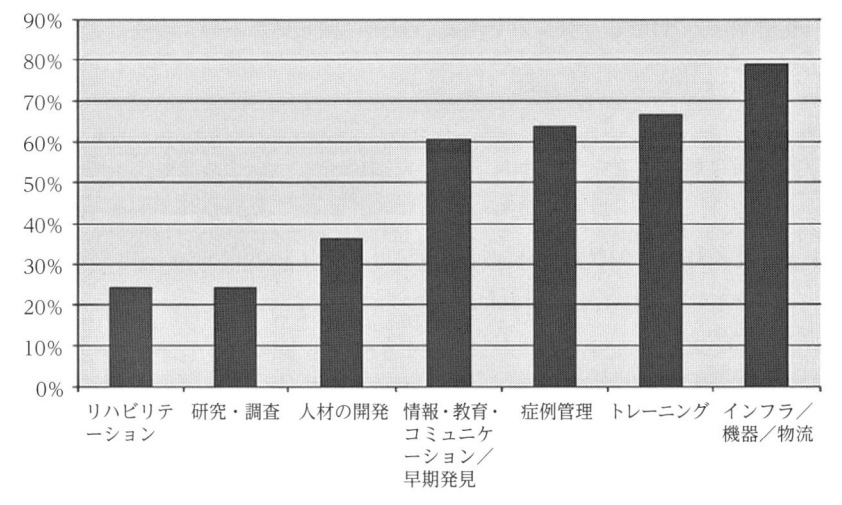

第 3 章　感染地域の社会経済的問題と WHO の医療中心型援助の限界　*81*

図 3-2　非政府組織からの支援を受ける戦略上重要な分野

〈典拠〉World Health Organization (2008), 'Buruli ulcer: progress report, 2004-2008' *Weekly epidemiological record*, Vol. 83, No. 17, p. 150.

② 病気の発生率上昇に関する環境変化の役割の理解
③ 初期の病気診断のための安価で，簡単なフィールドテストの展開
④ 効果的な経口抗生物質(例えば，リファンピシンやクラリスロマイシン)の考案
⑤ 患者の社会復帰ための理学療法の有効性の改善 [18]

　これらを前提として，疾病撲滅特別委員会は次のような結論と提言を行った。まず，ブルーリ潰瘍の感染原因が環境のなかにあるため根絶は難しいだろうという結論に至る。調査・監視や疾患分布図の作成を強化し，プログラムに取り組むために実践的な共同作業を求める努力を継続することを明言している。また，早期発見・早期治療は重度化を防ぎ，患者の負担を減らすことにつながる。そして，資金提供・獲得はフィールドテストや経口投与薬治療の改善などの研究のために必要であるという報告がなされた [19]。
　また，2008 年 3 月 31 日から 4 月 2 日に開催された第 11 回ブルーリ潰瘍

対策専門家会議(WHO Annual Meeting on Buruli Ulcer)や「Weekly Epidemiological Record」では，ブルーリ潰瘍の対策に関して以下のような今後の方針が出されている。

① 着実な進展はコントロール活動の実施によって可能となるだろう。流行国では，コントロール戦略を実施するために，政府やパートナーによって支えられるべきであり，国際的なモニタリングチームによって進展の確認とサポートをしなければならない。
② 抗生物質の導入は，重度な症状の緩和(潰瘍の縮小)などの重大な進歩をもたらしたが，フィールドにおいて密接な監視と，さらなる研究や実験のもとで，抗生物質の効果を裏づけなければならない。
③ 調査・監視は向上してきたが，BU01およびBU02形式を用いた報告を確実にするためには，さらなる取り組みが必要不可欠である。
④ 今後の研究は，伝播形式の解明，迅速な診断テストの開発，抗生物質治療の単純化などの優先事項に焦点を当てなければならない。
⑤ 今日，ブルーリ潰瘍は周知されるようになった。さらなる援助や資源動員は，顧みられない熱帯病や貧困について関心を高め，活動を強化することにつながるかもしれない[20]。

ブルーリ潰瘍に対する取り組みは，マイコバクテリウム・アルセランスに関わる事象が未解明である部分が多いため，現状における最善の治療法に基づく臨床現場の効果的な運営方法の確立と，病気そのものに対する研究の2つに大別される。ブルーリ潰瘍治療の現場においては，外科手術の技術向上や術後管理，毎日投与しなければならない抗生物質の管理と投与方法，早期発見のための啓発の在り方などが模索されている。一方で，マイコバクテリウム・アルセランス感染症としてのブルーリ潰瘍研究においては，ワクチンの開発や病理学的解析，容易に診断可能なツールの開発や感染経路のさらなる解明，環境学

的視点の導入や PCR 法によるマイコバクテリウム・アルセランスの解析等が進められている[21]。

以上が，WHO が取り組んでいる熱帯病医学特別研究訓練プログラムとブルーリ潰瘍への方針の概要である。このことを踏まえ，次節では WHO の援助アプローチの限界点について明らかにしていく。

3　WHO 援助の限界

以上のことから，WHO には 2 つの限界点があることが推察できる。第 1 に，支出可能な資金の限界である。資金のなかでも，医療に直接関連しない事項に対する WHO の予算は一定額に抑制されているため，支出事項に限界が出るのも自明の理である。一方で，他の機関や団体からの援助は，WHO の重要な資金源であるが，どうしても支出方法に制約が伴うと考えられる。国際製薬団体連合会(International Federation of Pharmaceutical Manufacturers and Associations)の会長は，「途上国の疾患に対する新医薬品の研究開発による公衆衛生の改善は，大学などの研究機関，政府機関，研究開発型製薬企業の効果的な協力関係なしでは達成できないものである。この寄付支援は，途上国の感染症疾患管理援助のグローバルな取り組みを支持することに，医薬品産業が全力をあげることを確約するものである」[22]と述べている。このように，製薬団体(医療団体)からの資金提供は製薬関連の研究・開発に限られるものとなるだろう。この点において，WHO は保健医療分野以外への資金の拠出が難しいのである。

第 2 に，ブルーリ潰瘍対策専門家会議や *Weekly Epidemiological Record*，疾病撲滅特別委員会による報告や提言には偏りがある。WHO の推し進めている対策は，治療の確立と罹患者の早期発見に向けた取り組みが主である。よって，患者の治療後の社会復帰や就学復帰に向けた取り組みは皆無である。WHO は，保健・医療を中心とした機関であるものの，医療中心型のアプローチの方法では限界があるといえる。具体的には後述するが，医療を中心とした対策を講じるよりも，医療に加え，社会や経済，教育など他の分野の視

点を加えた，包括的なアプローチを展開する方が，より有効的な援助を可能にするからである。

WHO も，包括的なアプローチに向け，関連機関とのネットワークの構築・拡大やプログラム作成，アプローチ方法などを模索している。しかし，これらの WHO によるアプローチが有効的に機能しているとは言い難い。

次節ではブルーリ潰瘍の社会経済的問題の事例を用いながら，医療だけでなく，社会・経済の分野へも注目しなければならないことを明らかにする。

4 社会経済的問題

これまでにも言及してきたように，ブルーリ潰瘍の問題を解決するためには，医学的側面のみならず，この疾病が蔓延する地域が抱える社会経済的な問題[23]にも目を向けざるを得ない。ウェイン・M・マイヤーズ博士[24]は，この問題を解く鍵が医学的な要素よりも既存する社会経済的問題の解決にあるとして，インタビューに答えて次のような悲観的なコメントを残している。

> …(解決の鍵は)社会経済的事項になるはずです。広い湿地帯を開拓するには長い時間が掛かるでしょう。…また，人口増加は，湿地帯に畑作地を造らなければならないことを意味し，その農業技術はおそらく数世紀間変わってはいないのです[25]。

このことは，ブルーリ潰瘍問題の解決が単に医学的問題だけではなく，当該国家の貧困からの脱却こそが重要であることを示唆している。しかしながら，次の表 3-3 が示すように，西・中央アフリカの諸国のほとんどが貧困地域に属している現状では，ブルーリ潰瘍研究の権威であるマイヤーズ博士の悲観的見解も無理からぬことである。フランソワズ・ポーテール博士[26]も同様の見解で，同研究所の公式見解として，「ブルーリ潰瘍の罹病率および農村への社会経済的な影響を減少させるために，学際的なアプローチは，この疾病の最適な管理に必要だ」[27]と表明している。

では，社会経済的問題とは具体的にどのようなものなのか考察してみたい。

ブルーリ潰瘍の治療に掛かるコストについては，国や地域の財政状況，意識の違いからまちまちで不明瞭な点が多いが，ガーナのアマンシ西区にある政府支援の地域診療を統括しているセント・マーティンズ病院に関する研究はこの種の研究の先駆けとなった。この研究を基本資料にして，神戸国際大学ブルーリ潰瘍問題支援プロジェクト（Project SCOBU）会員によるガーナでの予備調査（1999 年 9 月）を加味して分析を試みる。

表3-3　ブルーリ潰瘍流行国の1人当たりの所得

ブルーリ潰瘍の蔓延指定国	1人当たり GDF（所得）(U.S. $, 2004)
コンゴ民主共和国	111（<$1/day）
ウガンダ	263（<$1/day）
トーゴ	375（<$2/day）
ギニア	422（<$2/day）
ガーナ	435（<$2/day）
ベナン	560（<$2/day）
スーダン	626（<$2/day）
コートジボワール	837（<$3/day）
カメルーン	914（<$3/day）
コンゴ	1,336（<$4/day）
ガボン	5,432（<$15/day）
赤道ギニア	9,097（<$25/day）
オーストラリア	30,682（<$90/day）

〈典拠〉Mumma, G. A. et al. "Buruli Ulcer, Poverty, and Poverty Reduction in Rural Ghana, 2003" A CDC report for 2004 Buruli Ulcer Initiative Conference at WHO Headquarter, Geneva, Switzerland

表3-4 は，セント・マーティンズ病院での3年間の統計をまとめたものであるが，治療に直接掛かる費用のみだけを見ても，農業労働者の年間収入の4分の1にもあたり，入院や治療に関わるその他の経費を加えると年間平均収入を遥かに超えるのである。貧困層，とくに15歳以下の子どもに多いこの感染症と向き合うためには，幾重もの障害を克服しなければならない。例えば，環境の劣化も感染症の拡大と再発に深く関わっているとされる深刻な問題のひとつである。農地の拡大のための森林伐採や経済発展の根幹となるダム建設は，そのいずれもが洪水の原因となり，感染地域を拡大させることになる。感染症と闘うために必要な財源を生むはずの開発がむしろ感染症の拡大の原因となってしまうのである。また，終わりの見えない民族間の内紛などで不安定な政治・経済基盤をもつ西アフリカでは，公衆衛生や福祉への意識は極めて希薄で，国家規模での医療対策や感

表 3-4 アマンシ西区のセント・マーティンズ病院における治療費と区の医療予算額 (1994-1996)

	年　度			
	1994	1995	1996	Total
患者1名の1日の食費	$0.84	$1.26	$1.20	
1日の農業労働費	$0.79	$1.43	$1.50	
患者数	36	34	32	102
直接費*				
小計	$13,377.18	$6,000.23	$4,468.15	$23,845.46
平均	$371.59	$176.48	$139.63	$233.78
間接費†				
小計	$21,429.59	$18,006.53	$16,611.43	$56,047.55
平均	$595.27	$529.60	$488.57	$549.49
費用合計				
合計	$34,806.77	$24,006.76	$21,079.58	$79,893.11
平均	$966.85	$706.08	$658.74	$783.27
区の医療予算額				
合計	$16,115.00	$15,271.00	$27,271.00	$58,657.00
直接費が占める割合(%)	83	39	16	41

＊ブルーリ潰瘍で入院した患者に掛かる費用については，手術費，検査料，外傷用医薬材料費，薬代，雑費(診察費や文房具など)に加えて，測定できない費用(手術や皮膚移植，裂傷治療以外の人件費は含まれない)
†生産性の喪失，給食費，雑費(燃料費，病院以外で購入される薬代，病院以外で行われる検査費)
〈典拠〉Asiedu, Kingsley. and Etuafl, Samuel. (1998), Socioeconomic Implications of Buruli Ulcer in Ghana: A Three-Year Review, *American Journal of Medicine and Hygiene*, Vol. 56 No. 6, p. 1019 より抜粋。ただし，上記の注については，筆者が簡略化し，加筆したものである。

染症撲滅に極めて重要な環境整備にまで手が回らないのが現実である。そうなると，国際機関や NGO による支援が不可欠となり，依存せざるを得ない場合も多い。

　また，アフリカでは今でも伝統的な慣習によって生活している地域が多く残っている。医療でいえば，呪術・精霊信仰などの独特な伝統的医療があり，近

代的な医療(現代医療とする)と混在しているケースがある。南アフリカの農村部では，60％が病院にかかる前に伝統医療師に相談しているというデータもある[28]。一方で，キリスト教はアフリカでの宗教布教において伝統的な宗教を悪と位置づけ，伝統医療を黒魔術などと呼んでいる。伝統的な医療は医療行為とみなしていないといえる[29]。しかし実際に，伝統的医療への依存を否定することはできない。このような状況である以上，伝統医療師への疾病に関する情報提供，現代医療への理解を促していかなければならない。そうすることで，適切な治療につながる。このようにして，伝統医療と現代医療の相互関係を補完しうることが，今日のアフリカ医療において必要とされているといえるだろう。

都市部においては，現代医療が普及しつつあるものの，いまだに農村や集落単位での民族文化が根強い地域では，伝統的医療が日常生活に不可欠な独自の生活観や生活環境から生まれた自然観を反映したものとして重要視されるケースが多数存在している。「医療的多元論」つまり複数の医療(システム)が社会のなかで共存していることは，支援組織のみならず，医療従事者や住民にとって大きな弊害[30]となっていると考えられる。例えば，絶対的な拘束力を持つ農村(集落)の掟・しきたり・慣習〈宗教的なものを含む〉を無視することができないため，科学的実証を背景とした近代医療の恩恵を甘受できない現状などである。このような問題を解決するためには，被支援国・地域の文化・慣習を把握したうえでの医療を確立していくことが理想である[31]。

現代医療を普及させるために，ガーナでは現地のヘルス・ワーカー育成に力を注いできた。そのなかには，一般地域住民への啓蒙活動のみならず，伝統的な治療者(呪術者など)への参加をも求め，病気や治療などの正しい情報を伝える場となっている。伝統的医療に頼らざるを得ない状況下にある住民にとって，伝統的医療者からの助言は，現代医療へのアクセスにつながっているのである。このヘルス・ワーカー育成プロジェクトには，国際NGOの果たした役割が大きい(第2章第3節参照)。

また，国際協力機構(JICA)の報告書「民主的な国づくりへの支援に向けて―ガバナンス強化を中心に―」によれば，異なる社会の存在するアフリカでは以下のような利害調整メカニズムの整備が必要不可欠であると記している。

> アフリカにおいて民主化を機能させるためには，地方から中央にいたる様々なレベルにおいて，フォーマルあるいはインフォーマルな利害調整メカニズムを整備・強化する必要がある。今もアフリカには，裁判所のような仲介・調停・仲裁機能をもったフォーマルな機関のほかに，伝統的首長，秘密結社の指導者，宗教的指導者，政治家，地元有力者，実業家，いわゆる「ビッグマン」らによるインフォーマルな利害調整メカニズムが広く存在している。しかし，民主化は，これまで権威主義体制の下で抑制されてきた様々な期待，権利要求，不満，異議申し立てを必然的に顕在化させるばかりか，ときには社会的に疎外されてきた若年層や少数民族集団などの不満感を必要以上に増大させることにもなりかねないため，そうした高まる利害関係を深刻な対立へと発展させないための適切な調整メカニズムを補強しておく必要がある[32]。

このように，アフリカの多くの地域では，民主化を達成したとしても伝統的な首長制が残るため，社会や政治など様々な分野で弊害となっているといえるだろう。医療分野においても，伝統的な治療法(呪術など)によって病状が改善するものと信じられているため，早期治療が困難なケースが多い。

国際機関やNGOがこれまで提供してきたプログラムは，医療支援から専門医師や専門看護師の育成サービスまで広範なものであるが，これらさえも常に効果的だとは言い難い。国際支援が前提とする支援構造そのものを崩壊させる問題も起こっているのである。この問題を提起するために次節では，これまで比較的安定してブルーリ潰瘍対策を押し進めてきたガーナのケースを取り上げ分析していく。

5　医療従事者の都会集中と頭脳流出

国際支援構造を揺るがす問題として，以下の2つを挙げることができる。

そのひとつは，高い技術をもつ医師や看護師がより高い収入と研究施設を求めて流出するという問題である。国際機関やNGOの支援を受けて，高い技術力を有するものがよりよい研究環境を提供してくれる欧米へ移動すると，感染地域での豊富な経験と医療技術が失われる。ガーナでは，WHOおよび各NGO団体によるブルーリ潰瘍治療に必要な医師・看護師訓練プログラムが比較的進んでいる地域であるが，そこでも医師が流出したために，彼らの特殊技能は生かされず，地域の統括病院の機能が停止し，せっかく育成してきた看護師も離散する事態にまでなった事例もある。例えば，先述したセント・マーティンズ病院に2006年3月筆者が訪れた際，頭脳流出問題が起こり，病院が機能しない事態となっていることを観察した。その後，月単位で医師を雇うことで，病院を再開させたものの，以前のような病院機能を取り戻すことは困難な状況となっていた。報酬面や生活環境面など，医師・看護師が働きやすい環境を整え，頭脳流出を防がなければならない。しかし，実際の経済・経営面を考えると難しいのが現状である[33]。

さらに，医学教育機関は都会に集中しており，医師となった後も都会での勤務を熱望する者がほとんどであり，感染症が蔓延している地方で勤務医を確保することは極めて難しいのである。経験豊富な医師を必要としていても補充することができず，病院そのものが機能しなくなるケースは少なくない。2006年のGBUIでの会議でも，非公式ながら日本のような医師の遠隔地手当の支給や医師免許の取得に地方勤務を義務化する政策が話題になったほどである。

また，看護師についても同様であり，訓練プログラムで専門技術を身につけた者が，えてして海外流出の対象者となる傾向にあり，高い技術者の頭脳流出で医師以上に問題になっている。表3-5は，この問題に関して把握できる限りのデータを示したものに過ぎない。この現象の背景には，看護師不足というグローバルな問題が存在しているのであって，移民流出を誘発するプル要因となっていることから，一概に貧困や研究環境の不足などのプッシュ要因のみを論じることはできない[34]。しかし，表3-5が示すように，アフリカの多くの

表 3-5　サハラ以南アフリカ諸国から英国への看護師の年間「流出」数
　　　　（1998-9 年度〜2004-5 年度）

国名	1998/1999	1999/2000	2000/2001	2001/2002	2002/2003	2003/2004	2004/2005
南アフリカ	599	1460	1086	2114	1368	1689	933
ナイジェリア	179	208	347	432	509	511	466
ジンバブエ	52	221	382	473	485	391	311
ガーナ	40	74	140	195	251	354	272
マラウィ	1	15	41	75	57	64	52

〈典拠〉The Nurses and Midwives Council (2005), *Annual Statistical report*, NMC, London, UK.

国が抱える頭脳流出の問題が医療現場に深刻な影響を与えていることも事実なのである。

　この頭脳流出問題は，アフリカ地域に限ったことではなく，発展途上国の国々で大きな問題となっている。WHO はこの問題に対して以下の見解を示している。

　　　専門職者である保健医療スタッフが先進国に移住することによって人的資源の損失が生じると，発展途上国では保健医療システムがヘルスケアを公平に提供できなくなるのが普通である。保健医療従事者の移動は，保健医療に関する国連ミレニアム開発目標などの世界，地域，国の責務を実現する国の能力を損ねることにもなり，また国の発展を損ねることにもつながる。そのような移動の程度や影響に関するデータは断片的で事例に基づくものが多く，高い失業率や不十分な勤務条件，低賃金などといった原因を明解にするものではない[35]。

　このように頭脳流出は，特定の病院機能を崩壊させるだけでなく，保健医療システムや，病気による若年労働力などの国の能力を奪い，国の発展までも妨げることにまでつながるのである。同時に，それまで WHO や NGO 団体が時間と資金を掛けて提供してきた医療訓練プログラムの成果が無に帰してしまう。すなわち，高度な技術を身につけた医師や看護師がその能力を生かすことができない状態を創出し，流出のプッシュ要因となるからである。事実，1990 年代以降の欧米における看護師不足は，アジア・アフリカからの高い技

術を有する移民を受け入れるプル要因ともなり，流出に拍車を掛ける結果となった。

　このような問題の遠因が，ブルーリ潰瘍蔓延地域の国内を取り巻く環境や社会・経済的課題にあることは明確であり，結果として医療制度を劣化させ，国際機関やNGOの支援の妨げともなってきた。しかしながら，WHOは医療・保健分野に特化された機関であるため，ブルーリ潰瘍を取り巻く社会・経済的問題に対して必要とされる包括的な対策が実施されているとはいえないのである。例えば，治療法に関する飛躍的な進歩に比べて，現地スタッフの育成や確保，流行地域でのブルーリ潰瘍治療システムの整備といった各国の政治状況や社会・経済的問題が絡む支援分野については，WHOや医療系NGO/NPOが具体的な成果をもたらしたと評価することはできない。

　では，実際に医療分野以外の支援を展開している組織はないのだろうか。そこで注目したいのが，次章で明らかにする「神戸国際大学ブルーリ潰瘍問題支援プロジェクト」の支援である。設立当初は医療に関連した支援を行ってきたが，現在では教育分野を中心に支援を展開している。この視点に至った経緯はどのようなことからなのだろうか。次章で詳しく見ていこう。

◇ 注 ◇

1) 1948年4月7日設立。1946年の国際保健会議で採択された世界保健憲章によって設立(1948年4月7日発行)。
2) 外務省編(2007)「政府開発援助(ODA)白書」国立印刷局　p. 361 および「2013年版政府開発援助(ODA)参考資料集」pp. 94-96
http://www.mofa.go.jp/mofaj/gaiko/oda/shiryo/hakusyo/13_hakusho_sh/pdfs/s_all.pdf　2014年5月1日閲覧・取得
3) 浅野和生(2006)「感染症をめぐる国際協力―WHOと日本の対応を中心に―」『問題と研究』国立政治大学国際関係研究センター　Vol. 35, No. 4　p. 30
4) 厚生労働省編(2005)『厚生労働白書　平成17年版』ぎょうせい　p. 374
5) 'Weekly Epidemiological Record'　http://www.who.int/wer/en/
6) 'Disease Outbreak News'　http://www.who.int/csr/don/en/
7) 三浦宏子・梅内拓生(1998)「保健関連の国際機関の役割」小早川隆敏編『国際保健医療協力入門―理論から実践へ―』国際協力事業団　p. 35
8) 百合本孝範(2008)「IFPMAのWHO『熱帯病医学特別研究訓練プログラム(TDR)』の援助強化」JPMA News Letter, No. 124　p. 24
9) その他にも，WHO，UNICEF，UNDP，世界銀行が中心となっている活動には，「ロールバック・マラリア(Roll Back Malaria)」などがある。
10) 2008年1月25日には国際製薬団体連合会(International Federation of Pharmaceutical Manufacturers and Associations：IFPME)が100万ドルの寄付を行うことを表明した。
11) World Health Organization (2000), 'Buruli ulcer: Mycobacterium ulcerans infection' *Weekly epidemiological record*, Vol. 75, No. 13, pp. 106-108.
12) Ibid., p. 106.
13) World Health Organization (2000), 'Buruli ulcer disease: Mycobacterium ulcerans infection' *Weekly epidemiological record*, Vol. 77, No. 32, pp. 271-275.
14) World Health Organization (2002), 'Buruli ulcer disease: Mycobacterium ulcerans infection' *Weekly epidemiological record*, Vol. 77, No. 32, p. 273.
15) WHOが開発したデータ管理のためのソフトウェア。
16) World Health Organization (2004), 'Buruni ulcer disease: Mycobacterium ulcerans infection' *Weekly epidemiological record*, Vol. 79, No. 15, pp. 145-149.
17) World Health Organization (2008), 'Buruli ulcer:progress report, 2004-2008' *Weekly epidemiological record*, Vol. 83, No. 17, pp. 146-147.
18) World Health Organization (2008), 'Buruli ulcer disease' *Weekly epidemiological record*, Vol. 83, No. 9, p. 78.

19) Ibid. pp. 78-79.
20) World Health Organization (2008), 'Buruli ulcer:progress report, 2004-2008' *Weekly epidemiological record*, Vol. 83, No. 17, pp. 153-154.
21) 本段落は，下村雄紀・藤倉哲哉・新山智基・福西和幸・圓純一郎(2009)「ブルーリ潰瘍問題に対する小規模 NGO 支援の可能性：Project SCOBU の事例」『神戸国際大学紀要』に記述している部分と重複する。
22) 百合本孝範　前掲書　p. 24
23) ブルーリ潰瘍問題における医学的な研究に関する論文は多数存在するものの，社会経済的な視点からの研究論文はいまだに少ない。
24) マイヤーズ博士は，軍組織病理学研究所の元所長で，中央アフリカを中心に活躍してきたハンセン病の組織病理学の権威であり，ブルーリ潰瘍研究を指導してきたひとりでもある。
25) "Tackling Two Global Scourges" *U.S. Medicine Information Central* (June, 2005).
26) ベルギーのアントワープ熱帯医学研究所(Institute of Tropical Medicine Antwerp)のマイコバクテリウム部門主任教授。
27) 'Buruli Ulcer' Mycobacteriology Unit, *Institute of Tropical Medicine Antwerp*, http://www.itg.be/itg/Departments/generalpage.asp?wpid=119&mid=48　2008年1月10日　閲覧・取得
28) 国際開発高教育機構(2009)「アフリカ開発の新しいアプローチ：社会起業」国際開発高教育機構　p. 38
29) 同上，p. 58
30) 宗教や地域の伝統を重視し，医療の機会を奪われていることもある。
31) このような考え方は，文化人類学・医療人類学において提唱されている。
32) 落合雄彦(2002)「アフリカにおける民主主義の特徴と課題」『民主的な国づくりへの支援に向けて―ガバナンス強化を中心に―』国際協力事業団・国際協力総合研修所　p. 59
33) ガーナのガ地区アマンシ西区にある統括病院は，Project SCOBU が 1999 年以来，調査の対象としてきた病院のひとつであるが，2006 年に最も経験豊富な医師がアメリカに移住したために，機能不全に陥り，医師補充が困難であったことから 2006 年の WHO 会議で問題となった。
34) Aiken, Linda H. et al. (2004), Trends in international nurse migration: The World's Wealthy Countries must be aware of how the "pull" of nurses from developing countries affects global health, Health Affairs, Vol. 23, No. 3, pp. 69-77.
35) World Health Organization (2004), *Recruitment of health workers from the developing world*. Report by the Secretariat. Executive Board EB 114/5, WHO, Geneva, Switzerland.

ジェイムズ・ブキャン, リン・カルマン, 日本看護協会訳(2005)「世界的な看護師不足：問題と行動の概観」国際看護師協会[International Council of Nurses]　p. 25

第4章

神戸国際大学ブルーリ潰瘍問題：
支援プロジェクト(Project SCOBU)の役割

　本章では，神戸国際大学ブルーリ潰瘍問題支援プロジェクト(Project SCOBU)の行っている活動を明らかにし，Project SCOBU がどのような役割を果たしてきたのかを考察する。また，その活動がブルーリ潰瘍や顧みられない熱帯病への支援にどのような意義・意味をもっているのかについても考察していきたい。ではまず，Project SCOBU の支援に至るまでのプロセスについて明らかにしていく。

1　支援に至るまでのプロセス

　NGO が国際支援をする際に最も重要なことのひとつとして，どのように運営資金を効率的に無駄のないように活用するのかということが挙げられる。そのためには，正確な情報を得て支援を行う必要がある。とくに，日本から遠い国々(例えばアフリカ)への国際支援は，その国の経済や文化・宗教などの特殊な事情，また「顧みられない熱帯病」のような情報の少ないものに関しては情報を正確に得ることにより実現可能である。情報を得る具体的な方法としては，① 現地で直接調査を行い情報を得る(常に正確な情報を得るためには，現地にスタッフを置くことが必要)，② 現地人(連携 NGO など)からの情報提供，③ 現地の政府

からの情報提供，④国際機関からの情報提供などが考えられる。より正確な情報を得るためには，単独の情報であれば偽りの可能性もあるため複数からの情報提供を分析し，より効率的な支援を行う必要がある。さらに，多様な視点からの情報を得ることで支援の効果が上がる。

また，これらの情報を得て少ない支援金を効率的に活用するためには，支援地域の人々や他の組織，政府や国際機関との連携が望ましいと考えられる。これにより，より正確な情報に加え，よりリアルタイムな情報を得られることや，支援にも後ろ盾ができることで効率の良い支援につながり，さらにはネットワークの拡大などにもつながるのである。

Project SCOBU においては，ベナンのアラダ地区，ラロ地区の医療関係者からの情報提供や政府からの情報提供より支援内容を決定している。例えば，ベナンへの「ブルーリ潰瘍こども教育基金」(後述)は，ベナンのブルーリ潰瘍を担当している政府関係者へ資金提供し，支援を必要とする子どもたちへ教育関連の提供を行っている。Project SCOBU では設立経緯となった WHO 関係者と現在でも連携を行い，ベナン政府関係者とのパイプは WHO からの紹介により築くことができたものである。Project SCOBU のスタッフはベナン国内での直接的な活動は実施していない。このプログラムの選定から実施までは以下のプロセスで行われている。

① WHO の情報提供
② 現地(支援先)からの情報提供
　→ブルーリ潰瘍に関するもの(医療面や教育面等)や公衆衛生などの情報，また要望(ニーズ)などの調査
③ 現地のニーズを最大限に活かせるような支援分野の検討・選定
④ プログラム(支援額等)の検討・決定
⑤ プログラム開始(2005 年 4 月)
⑥ プログラム中間調査(2007 年 3 月)

⑦ プログラムの終了・報告(2008年4月より3年間延長)

　支援額(資金)の少ないNGOが支援を行うためには，正確な情報，他の機関，団体との連携は国際支援を行う上で重要である。このような情報面での協力体制を整備することで，無駄のない効率的な国際支援が行えるのである。このような体制を確立した上で，次の段階として具体的な取り組みの策定に移ることが望ましい。

　こういった連携はNGO本来の特性を消している場合もある。国連機関や政府(自国や支援国政府)などと連携をもつことで，団体本来の活動目的・理念に即さない活動を強いられる可能性があり，取り組みを策定・実施する上でも，様々な障壁が浮き彫りになると考えられる。しかし，Project SCOBUでは，WHOあるいは支援対象国政府がすでに行っている活動に直接資金提供をするのではなく，そうした活動がカバーできていない問題を，ブルーリ潰瘍が流行している国や地域の政府関係者や医療関係者などを通じた独自の調査を行い，支援を実施している。それに基づいてWHOや政府に提言・連携を取ることで，政治的な影響を最小限にして，支援活動を行っているのである。

2　支援活動の具体例

　Project SCOBUは，1999年の発足以来，国内では募金・啓発活動や，チャリティーコンサート，高等学校での講演，学会での活動報告などを，また国際的には表4-1にあるように，主に西アフリカ地域に対して医療支援に加え，近年では教育支援に力を注ぎ，国際会議での報告も行っている。西アフリカに注目している理由は，この地域のブルーリ潰瘍の流行が深刻であり，医療関連の支援は行われているものの，医療面以外の教育や家族への支援が積極的に行われていない地域であるからである。経済的貧困から自力での開発が見込めない地域では，とくに教育面を含む包括的な支援を行わない限り問題の解決には至らない。しかし，前述したようにWHOや他のNGO団体の多くは，医療

表 4-1　主な Project SCOBU の国際活動実績

年	活動内容
1999 年	神戸国際大学ブルーリ潰瘍問題支援プロジェクト設立 国際公開シンポジウム「難病への挑戦，ブルーリ潰瘍の子供たちを救え！」開催 ［於：神戸市産業振興センター］
2000 年	医療器具・洗濯機を寄付（ガーナ，Agogo Presby Hospital） 病棟建設（コートジボワール，St Michael's Hospital） 国際公開シンポジウム「難病への挑戦，「再び」ブルーリ潰瘍の子供たちを救え！」開催［於：神戸市産業振興センター］
2004 年	啓発用 T シャツ提供（ガーナ，ベナン，コンゴ民主共和国，パプアニューギニア）
2006 年	緊急支援基金提供（パプアニューギニア，Wewak General Hospital） ブルーリ潰瘍こども教育基金設立（ベナン）
2007 年	高等教育支援（カメルーン）
2009 年	ブルーリ潰瘍こども教育基金設立（トーゴ） 神戸国際大学秋期講演会「ブルーリ潰瘍と理学療法」 （講師：Dr. Kingsley Bampoe Asiedu）
2010 年	フィールド・オペレーターへの支援（トーゴ）
2012 年	理学療法技術支援プログラム（トーゴ）
2013 年	専門書寄贈（トーゴ）

※過去実施した支援活動を含む。2014 年 7 月現在で実施されている活動は，「ブルーリ潰瘍こども教育基金（トーゴ）」，「フィールド・オペレーター支援（トーゴ）」「理学療法技術支援プログラム（トーゴ）」である。
〈典拠〉下村雄紀，藤倉哲哉，新山智基，福西和幸他（2009）「ブルーリ潰瘍問題に対する小規模 NGO 支援の可能性：Project SCOBU の事例」『神戸国際大学紀要』神戸国際大学学術研究会　第 77 号 p. 8 をもと筆者加筆。

面に注目した支援を行っているため，Project SCOBU の活動を明らかにしていくことは重要である。

では，実際の活動内容として，Project SCOBU が行ってきたブルーリ潰瘍流行地域への支援として，「医療的な分野を超えた支援」，「教育的な視点からの支援」の 2 つのテーマから 5 つの地域への支援を考察する。

(1)　医療的な分野を超えた支援
① ガーナ共和国への支援事例

Project SCOBU は，設立当初は医療器具などの提供に加えて，医療分野周辺の支援を中心に行ってきた。例えば，2000 年のガーナへの支援では，医療器具[1]・洗濯機の寄付を行っている。この支援の特徴は，医療器具だけでなく，

洗濯機を寄付したことであろう。現地では巡回診療が主になっているため、携帯用の器具が必要であるが、ガーナの病院（アフリカの多くの病院）では包帯等が不足しており、包帯は手洗いなどによって再利用されている。そのため、清潔さや時間の効率化などを考えると包帯を再利用するためには専用の洗濯機が必要とされていた。ところが、政府等の公的な支援は医療品等の直接的なものに限られるため、医療関連周辺の支援まで行き届かない。このようなことを考慮し、病院本来の機能を果たせるような支援として洗濯機を寄付することにした。洗濯機の導入によって、看護師は本来の業務に専念できるようになったのである。現場本位の支援が成果を上げたケースといえるだろう。

② コートジボワール共和国への支援事例

　ガーナへの支援だけでなく他地域への支援も検討していたところ、WHOを通じてコートジボワールの社会的・経済的な状況が悪化しているとの情報を

写真 4-1　炊き出しの様子

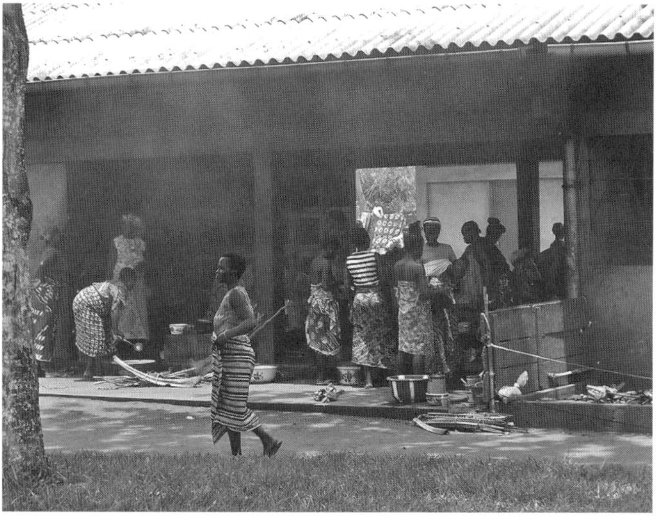

2007年3月17日　ガーナ共和国にて筆者撮影

得た。アフリカの病院の多くは，入院患者に食事を病院が提供するのではなく，家族(主に母親)が付き添って自炊する形が取られている。このような患者の家族の負担を軽減するために，2000年に病院施設内に宿泊できるようなシェルターを提供した。これはのちに施設の不足から病棟という形で使用されることになった。このように家族の負担を軽減するために作られたシェルターが病棟として使用されるほど，流行地域の状態は深刻である。結果的には，当初の目的とは異なり，病棟という形で利用されているが，それだけ医療の基本的インフラが整っていなかったことを物語っている。ここでのシェルター提供は理にかなっていたといえるだろう。

③ パプアニューギニア独立国への支援事例

　Project SCOBU「パプアニューギニア Wewak General Hospital への緊急支援基金」は，医療に限らない幅広い支援を行っているプロジェクトである。電気や通信などの病院運営の基本的なインフラの維持もままならない厳しい状況が続き，政府からの援助もなく，ブルーリ潰瘍の治療に励んでいるウィワク病院(Wewak General Hospital)に対して，病院の運営全般に関わる費用を補助する目的で本基金が設立された。通常，医療への支援では医療器具や医療品，病棟建設などの医療分野に特化したものが多い。しかし，本基金の特徴は，そういった医療への限定的な支援ではなく，例えば情報収集や意見交換などのためのインターネットや電話などの通信費，検査機関へのサンプルの輸送費，アシスタントスタッフを雇うなど，医療分野に当てはまらない分野への支援を行っている点にある。医療分野にのみ特化するのではなく，通信費や輸送費など必要経費にまで踏み込んだ利用方法は，用途が限られている支援が多いなかで，現実的であるといえる。

(2) 教育的な視点からの支援

① ベナン共和国への支援事例

　ベナンでは病院・施設などへの医療支援も，医療器具や薬品などの支援に関しては十分ではない。また，アラダ医療センターでは，薬品に関するものをNGO の提供により補い，高濃度酸素治療器の提供も受けていた。しかし，2007 年 3 月に行った病院施設の視察の際には，政府からの予算配分が十分でない状況のなかで，運用にコストのかかるこの高濃度酸素治療器は使用されていなかった[2]。だが，問題はそこにとどまらない。Project SCOBU では，2004 年にベナンを調査した際に，ブルーリ潰瘍の治療を終えた子どもたちの就学復帰が困難な状況であることを知った。この後，さらなる現地調査を行い，GBUI がきっかけで以前より交流のあったベナン共和国保健省でブルーリ潰瘍問題対策を担当するクリスチャン・ジョンソン氏と Project SCOBU のスタッフが協議し，「ブルーリ潰瘍こども教育基金」を設立することを決定した[3]。2006 年より開始された本基金では，教育的な視点からのプロジェクトが実施され，ブルーリ潰瘍の治療を終えた子どもたちに対して，就学復帰を支援するために，年間 3000 ドルで約 90 人の子どもたちの学費や文具類，制服等の教育関連の費用を支援している[4]。

　このような支援に至った背景には，ブルーリ潰瘍で治療・入院中の患者の食事をはじめとする身の回りの世話はその家族が行っていることや，他の病気より治療費がかかるため，家族にと

写真 4-2　ブルーリ潰瘍こども教育基金の支援を受けている子どもたち

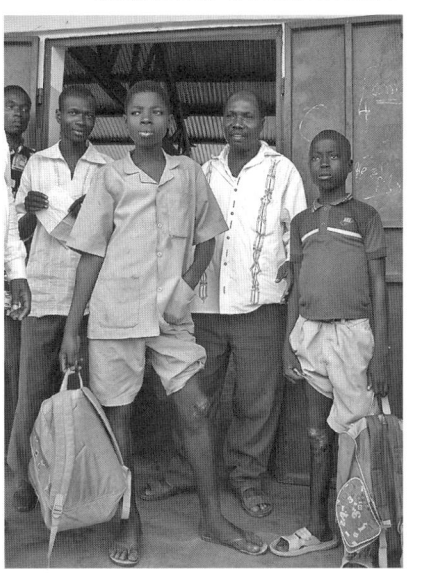

2007 年 3 月 16 日　ベナン共和国にて筆者撮影

って大きな経済的負担となり，とくに子どもたちが治癒した後，就学復帰する際に大きな障壁となっていることが挙げられる。また，ブルーリ潰瘍を患った子どもたちの多くは，手や足の機能になんらかの後遺症をもつことが多く，学校教育とともに機能訓練を受けることで将来の経済的自立を図ることを目的とし，支援を実施している。医療面以外の支援が少ないなか，患者あるいはその家族が治療で多額の費用を負担した後に，教育費を捻出することは難しい。

WHO の対策を見ても，治療後の支援に関しては何の提起もなされておらず[5]，医療対策を超えたものは提示されるに至っていない。このような現状において，将来的な経済的自立を目指した Project SCOBU の取り組みは必要である。

② トーゴ共和国への支援事例

2009 年度から新たに，トーゴで活動を展開している DAHW と連携し，病院内教育(in-hospital education)のための支援を開始した。この支援に至る背景には，子どもが罹患し入院してしまうとその間の教育が受けられない状況にあるため，病院内でも教育を受けられるようにし，治癒後のスムーズな就学復帰[6]を支援することが目的である。また，2010 年からは早期発見・早期治療を確立するために，フィールド・オペレーターへの支援を実施している。早期発見・早期治療の重要性は，再三 WHO をはじめ，多くの研究者が指摘している。しかし，実際にトーゴでの早期発見・早期治療に向けたプログラムは乏しく，資金難であった。そこで，移動手段としてバイクの購入，ガソリン代などを支援することで，フィールド・オペレーターの活動範囲を広げることを目的とした支援を開始した。

近年では，2010 年 3 月，2011 年 3 月に理学療法に関する調査[7]を実施し，理学療法に関する支援に向けた新たな取り組みを模索してきた。2012 年からは，「理学療法技術支援プログラム」を開始し，現地のニーズに即した技術支援を目指した取り組みを展開している。

第 4 章　神戸国際大学ブルーリ潰瘍問題：支援プロジェクト（Project SCOBU）の役割

写真 4-3　テヴェ地域中央病院視察内の教育施設

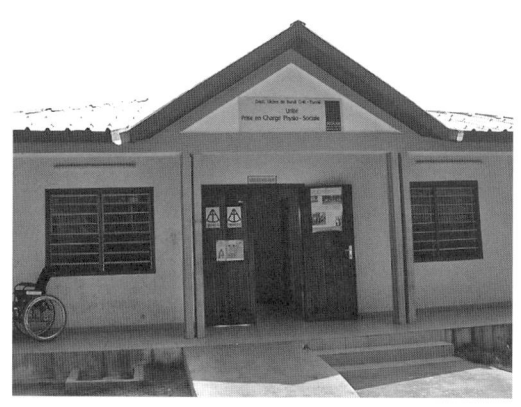

2010 年 3 月 15 日　トーゴ共和国にて筆者撮影

写真 4-4　理学療法技術支援プログラムの様子

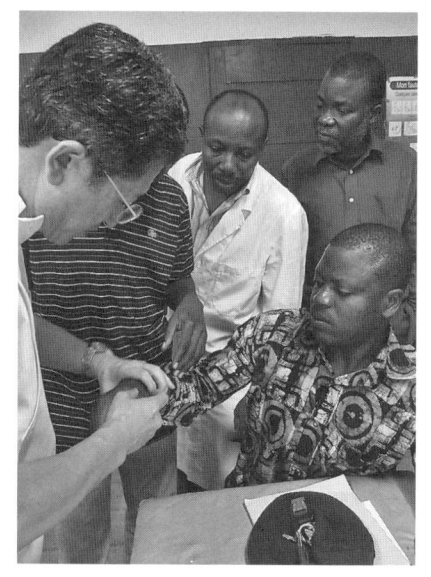

2013 年 8 月 29 日　トーゴ共和国にて筆者撮影

3 Project SCOBU の活動分析

　医療支援 NGO が医療器具や医療品などを支援するためには，各国の高等教育機関や研究機関による確立された治療法が必要である。GBUI の当初の支援体制が立ち上げられたのは，外科的処置がブルーリ潰瘍の治療に有望であったからである。そのため，病院の医療施設充実や外科的治療に必要な機器の設置が重要であった。しかし，多くの場合，NGO 活動は当該政府の理解や自助努力がなければ充分な効果を発揮しないのである。

　ところで西アフリカでは，どのような形の医療支援が重要なのだろうか。ブルーリ潰瘍の治療に関わって発生する費用を病院側と患者側に大別して概観すると表 4-2 のようなものになる。左側に示す項目うち①～⑤は，膨大な費用を必要とするために，西アフリカの現地各国政府が主導することが重要であるが，貧困に苦しむ政府は極めて厳しい財政状態にある。NGO のなかでも，最も早期にブルーリ潰瘍に対する支援活動を起こした団体は，ハンセン病に対する支援活動をしてきた歴史をもつ日本財団や American Leprosy Mission であり，スペインの政府および民間支援で活動している ANESVAD やルクセンブルグの国立公共サービス機関として設立された Fondation Luxembourgeoise Raoul Follereau の存在も大きい。WHO の GBUI の設立に貢献した日本財団のブルーリ潰瘍対策への支援は，最近では行われていないが，西アフ

表 4-2　ブルーリ潰瘍の治療に関連して費用が発生する項目

【病院側が負担する費用】	【患者側が負担する費用】
① 医療施設の整備費 ② 基本医療機器の整備費 ③ 運営費 ④ 専門医や専門看護師の配分と育成費 ⑤ 病理検査費 ⑥ リハビリテーション	⑦ 診療所や病院までの旅費 ⑧ 診察代・入院・治療費の負担 ⑨ 薬代 ⑩ 後遺症による福祉機器の購入費 ⑪ 入院期間中の居住費・食費の負担 ⑫ 長期入院による教育費

〈典拠〉神戸国際大学ブルーリ潰瘍問題支援プロジェクトによる 1999 年 9 月のガーナ調査報告より作成。

リカや中央アフリカにおける ANESVAD や Fondation Luxembourgeoise Raoul Follereau の存在は不可欠なものとなっている。患者数の増大に伴って，その費用も膨張傾向にあり，早期発見と治療が効果的であることは明白であっても，蔓延地域の政治・経済的不安定が障害となって，限られた資源の分配も難しい問題となっている。

⑤の病理検査がこれまで欧米の支援機関に依頼して行われてきたことも，被支援国内に十分な施設や技術が存在しなかったことに由来する。事実，欧米の専門医や専門看護師が NGO 団体の金銭的支援を受けて派遣され，巡回治療や訓練に当たることも多い。専門医や看護師の技術力の欠如が，のちに諸々の社会問題を生み出す場合もある。包帯の巻き方ひとつをとっても，医療技術の不足から患部の変形をきたし，患者の社会復帰が困難な状態に陥ったケースも報告されている[8]。しかしながら，そうした山積された問題を抱える状況のなかで，社会復帰に不可欠と分かっていても，⑥の術後のリハビリテーションや⑫の教育が最優先課題となることは稀であり，人材にしろ，資金にしろ，限られた資源を医療に直接関わる分野に集中させざるを得ない WHO が，非医療系団体に求めた支援分野であったことは当然ともいえる。

こうした流れに則して，Project SCOBU の支援分野も，2000 年から 2005 年にかけて大きく変容している。具体的には，設立当初と比較するとかつて重点をおいた医療器具や洗濯機，シェルターといった医療分野から，最近では患者の就学復帰を支援し，その後の経済的自立に目を向けた教育分野や社会・経済分野に支援の内容が移行している。医療面の支援も重要ではあるが，教育や社会復帰，そしてその前提となる経済支援が重要であるということに視点を移すことができたのは，大学という教育の現場の活動だからこそ成し得たものであると推察できる。病気に関する支援を考えると，医療という部分が最重要であると思われがちだが，医療だけでなく，その後の患者の様々なケアも必要とされていることのひとつである。WHO や政府，他の疾病等がきっかけで設立され，長い間支援を行ってきた団体は，医療分野を中心にした支援に

偏っているといえるだろう。しかし，Project SCOBU は，ブルーリ潰瘍がきっかけで設立され，それ以外に医療へ関わることなくゼロからのスタートであったからこそ，医療分野だけでなく，経済・教育などの視点からの支援を行えているのである。

4 小規模 NGO 支援の可能性

Project SCOBU のような小規模な非政府任意団体の存在意義について言及しておく必要があろう。国連教育科学文化機関(United Nations Educational, Scientific and Cultural Organization：UNESCO)などに関連する団体と異なって，非医療系でありながら長年に渡って WHO の専門家会議の正規参加会員である団体は稀である。しかしながら，本プロジェクトが第 3 回ブルーリ潰瘍対策専門家会議から主張し，認識されてきた存在意義は，熱帯病の蔓延地域での医療活動が深刻な社会経済的な要素(政治的要素を含まないとしても)と極めて密接な関係にあるからである。本節では，なぜ非医療系の小規模な NGO が 10 数年もの間，支援活動が可能であったのか，分析を試みてみたい。

(1) 小規模 NGO の特徴

Project SCOBU のような小規模な団体の特徴のひとつとして，機動力に優れている点が挙げられる。問題となっている事象に関する正確な情報を得た上で，柔軟に対応策を検討し，かつ迅速に実行に移せることは，小規模な組織であることを有効に活かした特長であるといえるだろう。

また，小規模な団体であるために，その行動は把握されにくく，資金的な側面から短期間のプロジェクトが多くなるため，一定地域に長期間とどまることが少なく，その影響力も短期間である。したがって，プロジェクトに対する政治的な介入や影響を受けにくいのである。

資金面においては，大規模 NGO の多くは一点集中型の支援よりも幅広い支援を行えるだけの豊富な資金を有しているが，小規模 NGO は資金力が小

さいため，一定の分野に範囲を絞った一点集中型の支援を行う場合が多い。そのため，長期の計画に基づく大規模なプロジェクトとは異なり，取り組むべき問題の変容や現地のニーズに合わせて柔軟に対応できる短期・中期のプロジェクトの方が，少ない資金や機動力を活かした活動が行えるのである。このような比較的短期あるいは一点集中型のプロジェクトでは，機動力に優れる小規模NGOが活躍している例が多くみられる。小規模のNGOが巨額の資金を必要とする大規模プロジェクトに挑戦しようとしても，その活動や成果は分散して効率のよい支援にはなりにくいのである。

　NGOはそれぞれの規模に関わらず，競って同じような支援に力を注ぐ必要はなく，それぞれの規模に相応しい活動に取り組む方が大局的な見地から効率のよい支援となるのである。言い換えれば，小規模NGOは，大規模NGOが関与していない，あるいは手が回らない分野においてその機動力を生かした支援を行うことに存在意義があるといえる。

　一方で，小規模な団体はその活動や実績が周囲に認識されにくいという側面ももっている。先にも述べたように，このような団体は資金の規模が小さく，短期間のプロジェクトが多いことから，一定の地域に長期間とどまることが少なく，その活動が広範に知れ渡ることも少ない。ただ，このように団体の影響が大きくないこと，目立たないことはプロジェクトに対する政治的な介入などを受けにくいという点では長所と考えるべき側面である。

　しかし，機動力だけを掲げて小規模なNGOが単独で活動しても，必ずしも有効な支援の成果が得られるとは限らない。有効な活動を実現するためには，小規模NGO・大規模NGOのそれぞれ活動の特徴を活かした連携の模索が必要である。

　例えば，首藤氏の「ASEAN諸国のNGO―活動概況と国際関係―」によると，大規模NGOと小規模NGOの連携には情報交換や資金援助，人材協力，技術協力，財政協力などが挙げられている。大規模NGO（または他国から支援を行っている大規模国際NGO）は国内に散在する小規模NGO（または他国から支援を行っ

ている小規模国際NGO)の相互間の連携を推進する役割を担う。政策批判の一方で，同じネットワーク組織に属している小規模NGOが，関連プロジェクトを地方政府と協同して行っている事例もある。また，大規模NGOは，「外圧」に対するゲートキーパー的な役割を有しており，しばしば見受けられる警察や軍当局の介入などに対応できない小規模NGOを支援するケースがそれである。小規模NGOが単独では対応できない場合に，政府とのつながりのある大規模NGOが乗り出すことで，小規模NGOの活動への介入を緩和することができる。このように政治的介入に対する小規模NGOの脆弱性は，大規模NGOとの連携によってこの活動が保障されるケースがあるとしている[9]。

　大規模NGOと小規模NGOに望まれる関係として，相互的に連携を深め，両者のもてる資源を相互に最大限活用することが挙げられる。残念ながらブルーリ潰瘍での既存のケースではこのような連携が効果的に行われておらず，とくに小規模のNGOでは単独での活動において限界に達している例が多くあると考えられる。

　ブルーリ潰瘍問題に携わるNGO相互の連携は多くない。また，ブルーリ潰瘍支援を行っているなかで，Project SCOBUは最も小規模な団体であるといえるだろう。しかし，Project SCOBUが一定の成果を収めているのは，支援活動に関して他の機関や団体から有効なアドバイスが得られていることや，資金も人材も豊かではなくとも効率のよい支援を共同で実施することができる周囲との協力関係があるからである。

　今後さらに感染拡大が懸念されるブルーリ潰瘍問題に取り組むためには，Project SCOBUのような小規模でも効果的な支援を行えるような多くの団体の参加が求められている。

(2) 資源の効果的活用

　国際支援を行う際には，国内(Project SCOBUの場合，日本)での資金獲得が必須の課題となる。とくにブルーリ潰瘍のように人々に周知されていない対象に

関して国際支援を行う場合，どのように自国内でこの問題について伝え，協力を得るのかということが重要となる。「顧みられない熱帯病」のように一般的に知られていない対象への支援を理解してもらい，募金などの拠出を求めることは容易ではない。Project SCOBU の活動は，任意団体ではあるものの大学の活動という信頼によって支えられている部分も大きい。一般的に継続してこのような活動をする場合，地域社会における理解と信頼を得て，連携・協力体制を確立した上で活動することが不可欠であろう。そのための活動として Project SCOBU では，シンポジウムやチャリティーバザール，チャリティーコンサートの開催や地域のイベントなどに積極的に参加しながら，活動に対する理解・協力を得られるように取り組んでいる。

　また，活動の母体である大学においては，教育機関である点を活かした啓発活動も実施している。神戸国際大学では 2000 年度から 2002 年度にかけて，ブルーリ潰瘍に関する幅広い分野から構成された科目「総合科目Ⅵ」が開講された。これは国際協力と国際理解を進めるための講義としてオムニバス形式で展開され，国際支援の基本的理解，ブルーリ潰瘍に関する医学的問題，キリスト教的な支援の思想に加えて，ボランティア活動の企画と運営，実際の募金活動など実践を取りいれた教育が行われた。また，授業の一環として行われたボランティア活動実習で得た募金は，Project SCOBU を通じて，ガーナへの医療器具・洗濯機の寄付や，コートジボワールでの病棟建設などの国際支援に活用されている。

　さらに，神戸国際大学で行われるイベントに関しても，常に Project SCOBU との連携において開催されている。クリスマスチャペルコンサートでは，神戸国際大学のキリスト教センターと Project SCOBU がチャリティー形式で共催し，周知活動の一環としてパネル展示が同時に開催され，大学生のみならず地域住民に対する啓発も行われている。2009 年 10 月 19 日には，WHO のキンスリィ・アシエドゥ博士を招き，新設のリハビリテーション学部を対象とした講演会「ブルーリ潰瘍と理学療法」が開催され，リハビリテーション学部

写真 4-5　神戸国際大学での講演の様子

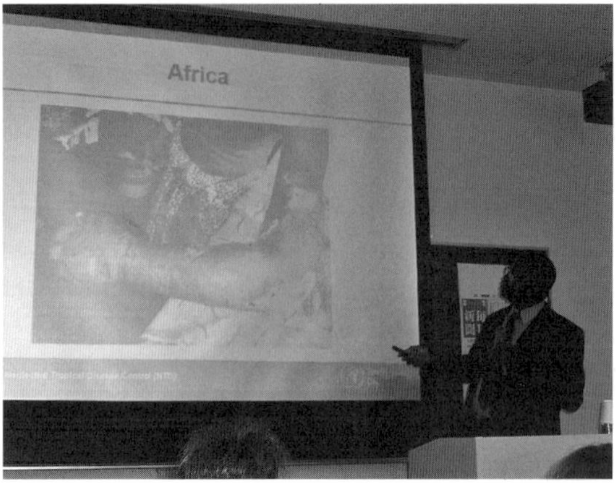

2009 年 10 月 19 日　筆者撮影

の学生の専門的な知識の啓発にも貢献している。

　限られた資金のなかで活動しなければならない小規模 NGO にとって，資源の効果的な活用は必須の課題であろう。Project SCOBU は，大学の機関というバックグラウンドを活かしながら，様々なイベント，啓発活動などを通じて，ブルーリ潰瘍という顧みられていない問題に対する支援を継続しているのである。

第 4 章　神戸国際大学ブルーリ潰瘍問題：支援プロジェクト（Project SCOBU）の役割

◆注◆

1) メスをはじめとする外科手術用医療器具一式と日常の患部ケアの際に必要な器具を送っている。
2) この治療による症例数は少なく，その効果は明らかになっていない。
3) 本基金は，クリスチャン・ジョンソン氏を現地コーディネーターとし，「ベナン共和国保健省ブルーリ潰瘍対策プログラム（Programme National de Lutte Contre l' Ulcere de Buruli）」へ基金提供を行っている。
4) 〈物価水準〉ベナンの通貨：CFA フラン。1 円＝4CFA フラン。物価：鉛筆 1 本（40 CFA），ノート 1 冊（100〜500 CFA），缶ジュース［冷えたもの］（300 CFA），ガソリン 1 ℓ（300〜400 CFA）
年収：500〜600 ドル（地域によって異なる）
5) World Health Organization (2008), 'Buruli ulcer: progress report, 2004-2008' *Weekly epidemiological record*, Vol. 83, No. 17, pp. 145-154.
6) しかし，実際には治療費の高負担によって家計を圧迫するケースが多く，退院後の修学復帰が困難となるケースも少なくない。
7) 調査の成果報告として，小枝英輝，成瀬進，新山智基，福西和幸，藤倉哲哉，下村雄紀「トーゴ共和国のブルーリ潰瘍の実情とリハビリテーション支援について」『臨床福祉ジャーナル』臨床福祉専門学校　第 8 巻　2011 年 10 月 31 日　pp. 25-31 (http://www.rinsho.jp/school/data/j08/25.pdf) を発表した。
8) World Health Organization (2004), *Report of the 7th WHO Advisory Group Meeting on Buruli Ulcer*, pp. 86-90.
9) 首藤もと子 (1997)「ASEAN 諸国の NGO―活動概況と国際関係―」『駒澤大学政治学論集』駒沢大学第 45 号　pp. 15-16

第5章

感染症対策ネットワークの構築可能性：
ブルーリ潰瘍問題からの模索

　本章では，第1章で紹介した理論をもとに，ブルーリ潰瘍支援に関する支援ネットワークの在り方について具体的に論じたい。はたして，ブルーリ潰瘍支援に関わるアクター間にはどのような連携の在り方が考えられるだろうか。第2章では，ガーナ，ベナン，トーゴという3つの国に関して，それぞれの国で実施されているブルーリ潰瘍支援について，歴史的に検討する作業を行った。本章の目的は，これら3つの国の比較を通じて，支援ネットワークの在り方について一定の型を抽出することにある。

　現在，ブルーリ潰瘍に取り組んでいる組織は，WHO，政府，NGOという3組織の役割が大きく，ネットワークの構築は支援・対策が有効的かつ効果的に実施するために必要不可欠な要素であるといえる。なかでも，NGOの役割は大きく，これまで述べてきたようにNGOの支援なくしては危機的な状況に陥る国家や地域，病院施設などは多数存在するだろう。また，ブルーリ潰瘍問題への支援においていえば，多くの団体が医療中心型の支援に偏っているため，Project SCOBUのような医療分野以外の視点での支援はユニークな支援として捉えることができる。

　そこで本章では，WHO，政府，NGOの3者間のネットワーク構築の可能

性のための分析(ブルーリ潰瘍モデル：ガーナ・ベナン型，トーゴ型の検証)を試みるとともに，小規模NGOの意義・役割を明らかにしながら，Project SCOBUのような小規模NGOが活動を展開するために必要なネットワークについても言及していきたい。

1　ブルーリ潰瘍の連携モデル

　感染症支援で考えられるアクターは，一般的に国際機関(本書ではWHO)，被援助国の政府(以降，政府と呼ぶ)，援助国の政府，NGO，企業などがある。それに対して，ブルーリ潰瘍支援に実際に関わるアクターは，WHO，政府(被援助国)，NGOの3者である。現在のところ，ブルーリ潰瘍に対する外国政府からの直接の支援はないため，アクターは3者に絞られる。本節では，この3者の役割を明らかにしながら，ブルーリ潰瘍の連携モデルの考察を試みることにする。

(1)　WHO，政府，WHOの役割

　WHOは，治療に対する指針，また感染源・感染ルートの解明，治療薬などの研究開発に関して重点を置きながら，政府やNGOがもつ情報を率先してまとめ，提供していかなければならない。しかし実際，現地からの情報は少なく，問題が顧みられていない状況の疾病には対策への予算が十分とはいえない。また，国家・地域の社会・経済，政治などの様々な状況に応じた対策の策定や対策実施，状況の把握をすることは難しいといえる。そのため，熱帯病医学特別研究訓練プログラムのように他の国際機関と共同でプログラムを遂行することで，包括的な支援を実施している。

　また，第3章で述べたようにWHOの医療を中心とした取り組み(病気を完治させる)だけでは問題解決には至らない。治療後の支援も含めた包括的アプローチが必要である。しかし，WHOの組織体制を分析する限り，資金用途の制約があることが推察できることや，実際の取り組みとしてブルーリ潰瘍対策

専門家会議や「Weekly Epidemiological Record」，疾病撲滅特別委員会の報告・提言を見ても，治療後に関するものは周辺的な地位を占めているにすぎない。このことから，治療後の他分野への援助は難しいものであることがいえる。

しかし，医療だけでなく，経済や教育などの他分野への援助も，蔓延する疾病などの問題に対して有効的なアプローチである。基礎的な教育を受け，少しの情報や知識を得るだけで，公衆衛生などの悪化が原因となる病気の減少につながる。さらに，国の将来を担う子どもたちを守るためにも教育分野の支援を実施することは重要なことである。

このような包括的なアプローチの実現のためにも，例えば教育分野へは，UNICEFをはじめとした教育関連機関との連携の模索が必要であろう。実際に，他機関との連携として「熱帯病医学特別研究訓練プログラム」を取り上げたが，その内容は医療教育に特化したものであり，治療後の支援は程遠い。WHOの対策後に，UNICEFが教育分野での支援を受け継ぎ，また引き継ぎのできるような機関の枠を超えた支援の模索が必要である。こうした他機関との連携を含めた対策も，ブルーリ潰瘍に求められているといえるだろう。

政府は，国際機関が示した治療方針にしたがい，早急に罹患者の治療に関する対策を立てなければならない。しかし，国家予算から医療・保健分野に割り当てられる予算額も限られ，経済的に貧しいアフリカ地域では十分ではない。WHOが2000年に発表した *Guidelines for Health Care Equipment Donation* (WHO/ARA/97.3)では，約80％の医療機器を援助に頼っている国もあり，こうした援助によって医療機器を入手することができても，医療従事者の技術・知識不足や修理技術不足，予算不足から70％が使用されず，放置されている状態にあると指摘している[1]。医療機器の維持管理費に関しても，年間で購入額の10～15％程度かかることから保健予算を圧迫する恐れがあり，患者増加も維持費の負担を増加させてしまうのである[2]。さらにガーナでは，約3万人の医師，看護師などの医療従事者を抱え，この雇用にかかる費用は保健予算の71％を占めている。こうした人的資源に対する予算は65～80％

にのぼるという試算もある[3]。

　ガーナでのブルーリ潰瘍の治療は，現在国家的なブルーリ潰瘍対策プログラム(National Buruli Ulcer Control Programme：NBUCP)のサポートによって無料となっている。しかし，NBUCPの予算運営に関しては，切迫した状況であることが調査によって明らかになった。NBUCPの取り組みの成功によって，ブルーリ潰瘍だけでなく，ギニア虫病，ハンセン病，リーシュマニア症，イチゴ腫(Yaws)，リンパ系フィラリア症などの病気に対しても，NBUCP対策と同様の取り組みが行われるようになっている。これらの各疾病に対する国家予算(2011年度)は，ひとつの疾病に対して年間約200ガーナセディ(約10,000円)，総額で2825.38ガーナセディ(約140,000円)となっている。同年度の保健省全体の予算は，987,475,507ガーナセディ(約500億円)である[4]。【2011年8月現在，1ドル＝約1.5セディ＝77円】

　ガーナでは2003年に「国民健康保険法(National Health Insurance Scheme 2003(Act650))」が成立し，国民健康保険制度がスタートしている。2009年12月末現在で，全国民の62％に当たる延べ約1,450万人(推定)が制度を利用しており，全国145の地区相互健康保険制度(District Mutual Health Insurance Schemes)の運営のもとで，1,930の医療施設で提供可能である。ガーナの国民健康保険制度は，全国民が強制的に加入するものではなく，任意加入である。加入方法は異なるが，各自一定額の保険料を納め，18歳未満の子どもや70歳以上の高齢者，貧困者などは免除される[5]。

　しかし2011年8月の調査では，国民健康保険制度は一般的な病気に限られ，治療の難しい疾病や顧みられていない疾病(例えば，ブルーリ潰瘍やリーシュマニア症，フィラリア症など)に対しては適応されていない。

　上述したように，ガーナにおけるブルーリ潰瘍治療に関する費用(患部切除の手術や抗生物質投与に関わる処置など)は無料であり，その費用はNBUCPがサポートしている。しかし，その予算額をみてもわかるように，年間で約200ガーナセディ(約10,000円)という金額では治療費用を負担することはできず，何

もできないのが現状である。予算に関しては，国家予算に加え，支援組織からの寄付金によって運営されている。しかし，実際に現場レベルでは包帯等の費用などはプログラムに含まれておらず，病院の経費として負担しなければならないなどの問題を抱えている。さらに，地域によっては包帯などの費用も自己負担のケースがある。

一方で，病気に対する治療費を負担するための国民健康保険制度も，実際には多くの疾病に対応していないのが現実である。そのため，ブルーリ潰瘍の治療にも適応できない。政府も国民健康保険制度を適応することで，これまで費用として計上されていなかった予算が追加され，その額も莫大なものになるため，一部負担(例えば，包帯等)も行っていない。国家的なプログラムであるものの，その実態は国際援助に依存した形となっているのである。

また，実際トーゴでは，NBUCPはあるものの，その予算・運営・支援実施に関してはNGO(DAHW)が管理している現状である。資金調達や対策の方針は，WHOやNGOの提供に頼らざるを得ない状況であり，とくにNGOへの依存度が高いといえる。

WHOやNGO支援が，対象となる国や地域へもたらす影響は大きい。被支援国の要望通りのケースもあれば，そうでないケースもある。また，要望した支援であっても，その国に実現可能な能力がない限り，改善・目標達成することが限りなく不可能に近い。支援組織は，被支援国の制度，法律にも考慮しなければならない。これを無視した支援は，たとえ効果的なものであったとしても，一方的な押し付けになってしまう。必要であれば，制度・法改正も視野に入れなければならない。

WHOに比べ，一定の国家・地域を対象とし活動を展開しているNGOは，対象地域内の情報把握に長けている。また，政府が抱えている問題の多くをカバーしていることが多く，資金提供，正しい情報の啓発，地域での活動の展開，情報収集および提供など，現地の多様なニーズに応えている。しかし，様々な面で依存度が高いため，NGOの撤退を余儀なくされるような状況に陥った場

合，危機的な状況となることは間違いない。NGO活動の問題点は，国家の法律・制度や汚職などの政治的な要因，アフリカ独特の伝統的な慣習によって支援が阻害され，活動できないことも多い。

ブルーリ潰瘍問題に取り組むNGO同士の連携が顕著な形で現れている例は，先述したトーゴでのDAHWとHandicap Internationalの事例である（第2章第3節参照）。それぞれの団体が得意とする分野での資金交換は，他にはみられない特徴的な試みといえるだろう。2団体以上が同じ分野でそれぞれの支援を実施するより，1団体が担当することで，どの病院施設・地域でも共通した支援が行え，資金面での効率化を図れる。これはお互いの団体の信頼関係によって成り立っている。この2団体の一方でも支援を打ち切った場合，ブルーリ潰瘍問題における支援が崩壊してしまう事態を招きかねないのである。

(2) 連携モデル：ガーナ・ベナン型とトーゴ型

ブルーリ潰瘍の連携モデルは各国によって異なる。本書では，これまでに取り上げてきたガーナ，ベナン，トーゴの3ヵ国における連携モデルを見ていく。これらの3ヵ国の3者間の連携モデルを考えると，ガーナ・ベナン型とトーゴ型に分類することができる。

図5-1のガーナ・ベナン型は，支援を実施しているWHO，政府，NGOを中心とし，NGOには大規模NGO，小規模NGOがある。さらにNGOを細分化すると，現地NGO，駐在する他国NGO，他国NGO（対象とする国や地域に事務所などを設けず活動するNGO）が存在する。これらのNGOは，毛利氏がいう特定のイシューに特化したネットワークを形成している。イシュー別にみると，医療に加え，教育，生活，インフラが挙げられる。ANESVADなど多くの団体は医療に特化しているが，Project SCOBUのように教育に特化した組織が登場するなど多相的（包括的）な支援の広がりを見せつつある。

ガーナ・ベナン（型）では，上述したようにWHO・政府・NGOが，それぞれの役割を果たしながら，NBUCPを通じて，3者が一体となって患者や病院

図 5-1　ブルーリ潰瘍連携モデル（ガーナ・ベナン型）

（図：WHO、政府、NGO の三者が相互に連携し、中心に「ヘルス・ワーカー、伝統的医療者、首長、住民」が位置する。NGO からは「大規模NGO　小規模NGO」として「・現地NGO／・現地に駐在する他国NGO／・他国のNGO」が分岐し、「イシュー別　医療，教育，生活インフラetc」へと向かう）

図 5-2　ブルーリ潰瘍連携モデル（トーゴ型）

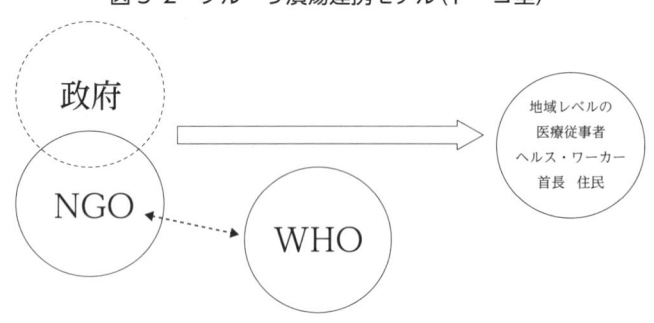

（図：政府（破線円）と NGO が重なり、NGO から WHO へ破線矢印。政府／NGO から「地域レベルの医療従事者、ヘルス・ワーカー、首長、住民」へ太い矢印が向かう）

〈典拠〉図 5-1，5-2 の初出は，筆者執筆の博士論文「顧みられない熱帯病〈ブルーリ潰瘍問題〉に対する感染症対策ネットワーク構築と小規模 NGO の役割」である。

施設への対策に取り組むケースである。その取り組みは，第2章第3節で述べたように，ガーナではヘルス・ワーカーや伝統的医療者などへの支援を展開している。

一方で，図5-2のトーゴ型は，ガーナ・ベナン型とは異なる連携である。大きな違いは，政府とNGOが密接な関係をもっていることと，WHOの位置関係，NGOの区分の3つである。トーゴでは，国家的なブルーリ潰瘍対策プログラムは存在しているが，その対策はガーナ・ベナンのようには機能せず，実質的に資金やプログラム策定などの運営にかかわる実態はNGO（しかし，NGOの背後にはWHOが存在している）が担っている。また，WHOの直接的な現地支援を確認することはできなかった。国家情勢の不安定なことを考えると，間接的には医療全体に支援を行うことはできても，直接個別の感染症に対する支援を行うことは難しい現状となっているため，WHOはNGOとの情報共有を行いながら状況を窺っている段階と考えられる。さらに，NGO区分についても，ガーナやベナンのように詳細に区分できるまでのNGOの活動が展開されるに至っていない。

感染症対策プログラムの立ち上げとしては，ガーナ・ベナン(型)も，トーゴ(型)のような連携の形態から始まったことが推察でき，当初は国家単独での対策は予算面などから十分なものとはいえず，NGOのサポートによって成り立っていた。NGOとWHOはこうした情報交換を果たしながら，徐々に連携を模索していった結果，ガーナ・トーゴ(型)のような展開をみせることになったのである。

2 感染症対策ネットワークの構築と小規模NGOの役割

ブルーリ潰瘍問題を取り巻く3者間の連携の特徴は，NGO団体が，WHOを介し，支援や情報を提供するとともに，政府に対する働きかけをし，支援を行っていることである。NGO単独での支援実施は，コミュニティや政府との良好な関係の構築には至らないケースも考えられる。また，独自の情報ソース

であるため，情報不足からWHO・政府の方針や現地のニーズとは異なる事態になりかねない。単独での支援実施は多くの障壁が残ってしまうのである。そのため，WHO，政府，NGOの3者間のネットワークの構築は必要不可欠であるといえる。

では，最後に，ネットワーク構築における小規模NGOの役割について言及する。Project SCOBUのような小規模NGOは，国家的なプログラムや，大規模NGOが実施する国家や州地域全体への広範な支援を行うことは難しい。しかし，一定の地域においてパイロットケースによる支援は，新たな支援の可能性を見出すとともに，NGO同士(小規模NGOと大規模NGO)やNGOと政府，NGOとWHOとのネットワークを構築することで，国家規模でのプロジェクトへ発展する可能性を秘めている。先述したProject SCOBUのガーナへの洗濯機支援，ベナン・トーゴでの教育支援は，医療的な分野を超えた支援の必要性を提示するとともに，大規模NGO・WHO・政府の他の組織を巻き込んだ支援(つまり，連携の構築)が実施されているのである。こうした小規模NGOと他のアクター，またDAHWとHandicap Internationalの協力事例のような大規模同士の連携事例は，ブルーリ潰瘍問題に取り組む支援環境では希少なケースである。

小規模NGOの他のアクターとの連携・ネットワークへの参加は必要不可欠である。それは，次のような欠点が存在するからである。国際NGO(とくに日本)は「活動基盤である人的・財政的側面での小規模性は，その活動を特定の領域(分野)や国・地域に限定されることにも繋がってきた」[6]との指摘もある。しかし，NGOにとって，活動基盤の脆弱性や活動を効率的に行うために，ネットワークの構築は不可欠である。こうした小規模性や活動領域に対する指摘は，他の組織・機関とのネットワーク・連携によって補える公算が高い。最も重要なことは，財政規模を把握し，可能な支援を効率的かつ有効的に展開していくことである。塚本氏は，活動資源を得られていない背景として，以下のことを指摘している。

よく指摘されるように，多くの人びとは，NGOへの募金・寄付金の一部が，支援先での活動実施のための間接的な経費(事務所費や人件費，通信費など)に充てられていること—現地での事業を責任を持って行うためには，充てざるを得ない—を知らされないままであり，未だに，純粋な無償の"ボランティア"活動であるというイメージで捉えているケースも，決して少なくない。(中略)各団体には，支援先の地域や人びとを取り巻く環境についての情報提供だけでなく，活動内容(目的とその成果)や財政状況等についての情報を積極的に公開し，透明性を確保して，アカウンタビリティーを高めることによって，一般市民のNGOに対する理解度，信頼度を向上させていくことが求められる[7]。

　有給スタッフの人件費，事務所費など直接支援とは関係ないだろうと思われている部分(間接費)の全体に対する比率の縮減は，どの組織も必要であろう。ただし，スタッフに対する人件費などの間接費が絶対額としては必要である。少しでも多くの支援を行えるだけの資金を確保しなければならない。

　とくに，小規模NGOのネットワークへの参加は支援の効率化を図り，活動資金を捻出することに加え，他の組織の活動・支援情報を加味しながら，対応できていない地域への支援，不十分なニーズへの対応をするために必要である。図5-1に示したように，NGOのなかには，現地NGO，現地に駐在する他国NGO，他国NGOが存在している。現地に駐在できるだけの資金力のある他国NGOは，現地との交流や協力関係を築きながら，リアルタイムの情報や生活習慣など様々な実情の把握を行える。そのため，ロジャーズのいうような「複数の社会システムの間のコミュニケーションのつなぎ目の役割を果たす」ことや患者や家族，政府などが必要としているニーズ・情報を得やすく，他国からでは見えにくい情報をもっているのである。こうした情報をもたないNGO(とくに他国の小規模NGO)は，現地NGOもしくは現地に駐在する他国NGOと連携を図ることで，支援の実施に向けた情報を得ることが必要不可欠となるだろう。

　ここで実施された支援は，小規模であるがゆえに活動にフレキシビリティをもつNGOから，大規模であるがゆえに支援規模に拘束されるNGO(政府や

WHO)へとその支援実態と成果を共有し，その後，政府や WHO などへの働きかけに具体性が生まれ，相互に支援の必要性を認識することで支援効果も増大する。小規模支援であっても，決して過小評価することのできない重要な支援が存在する。このような小規模支援をサポートするためにも，WHO―政府―NGO（大規模 NGO―小規模 NGO）というネットワークの構図が必要不可欠なのである。

◇注◇
1) World Health Organization, Evidence and Information for Policy (EIP) and Organization of Health Services Delivery (OSD) (2000), *Guidelines for Health Care Equipment Donation (WHO/ARA/97.3)*, p. 10.
2) 伊達卓二(2007)「途上国における持続的な医療機器運営に関する一考察―ウガンダの例を参考として―」『国際協力研究』国際協力機構国際協力総合研修所　Vol. 23　No. 1　p. 3
3) Ministry of Health (2002), *Ghana Health Sector 2002 Programme of Work*, p. 8.
4) Ministry of Finance & Economic Planning (2010), *2011 Appropriation Detailed Summary of Expenditure by Function*, Economic Item and Funding, pp. 26-27.
National Health Insurance Authority (2010), *National Health Insurance Authority Annual Report 2009*.
5) 新山智基(2011)「第 2 部　各国社会福祉の現状――ガーナ共和国」宇佐見耕一・小谷眞男・後藤玲子・原島博編『世界の社会福祉年鑑　2011 年版』旬報社　pp. 304-306
6) 塚本善弘(2006)「日本の女性・ジェンダー関連 NGO における資源の小規模性とネットワーキング戦略：影響力強化に向けた展開と課題」『Artes liberales』岩手大学　No. 78　p. 185
7) 同上　pp. 193-194

終章

　従来,「顧みられない熱帯病(Neglected Tropical Diseases)」は,熱帯・亜熱帯地域の開発途上国においてその存在が確認され,現地の人々に多大な犠牲を強いてきたにもかかわらず,社会的,歴史的,経済的,研究開発的,政治的な理由によって,顧みられてこなかった。近年,これに対して焦点が当てられるようになったのは,グローバル化による地球規模の交流の拡大,あるいは地球温暖化などを背景に,熱帯地方でこれらの感染が拡大していることが考えられる。

　「顧みられない熱帯病」が抱える諸問題は,従来の医療のみのアプローチでは根本的な解決が難しい。そこで包括的アプローチ,すなわち医療,経済,教育などが連携する包括的支援が,新しい有効な手段として認識されつつある。医療中心の支援から,この包括的支援への移行は,2000年にミレニアム宣言が採択されたことによって,「ミレニアム開発目標(Millennium Development Goals)」が世界共通の枠組みとして提示されたことに依拠することが大きい。

　WHOが指定している17の「顧みられない熱帯病」のうち,本書が「ブルーリ潰瘍(Buruli ulcer)」を取り上げた理由は,感染経路が明確にされていないこと,ワクチンや化学療法も含めて治療方法が確立されていないことなどから,現在のところその制圧が極めて困難な状況にあるためである。

ブルーリ潰瘍は，西アフリカや東南アジアなどの熱帯・亜熱帯地域を含む32の国と地域から報告されている。しかし，確認された国や地域での罹患者総数は不明であり，数万人とも数十万人ともいわれている。患者の診断を難しくしている原因として，経済的・宗教的な理由で医療にかかることのできない人々が多いこと，現地の医師の知識不足からブルーリ潰瘍の診断が困難であること，インフラの不整備から患者の多くが医療・保健施設を利用できないことなどが挙げられる。また，医療にかかれても，治療費の支払い，治癒後の肉体的後遺症および偏見や差別などの理由から困難になっているケースもある。

　このような諸問題を緩和・解消するためには，現地の人々の思いに寄り添った医療・経済・社会的支援を含めた包括的アプローチが有効であると考えられている。

　顧みられない熱帯病も熱帯地域で猛威を振るい，地球温暖化などの影響で拡大の恐れのある感染症である。そのなかでも，ブルーリ潰瘍は1980年代以降，総数は不明であるものの多くの罹患者が確認された。このような問題が表面化したのは，1980年代から1990年代にかけての民主化の動きによるものが大きく，そこに存在していた問題を世界に発信することになった。また，こうした問題の表面化は，開発援助や国際NGOなどによる発展途上国への援助を活発化させる要因ともなったのである。1960年代以降確立していく発展途上国に対する国際的な援助は，コーテンのいうようなNGOの4世代の戦略理論を構築させた。

　コーテンの類型によると，ANESVADのブルーリ潰瘍への活動は10数年の活動実績をもつことから第三世代まで達しているといえ，ガーナのブルーリ潰瘍問題対策を見ても，支援は制度・システムに達することから同様のことがいえる。ANESVADの活動はガーナ政府を動かし，エイズプログラムと同様に国家的な政策のひとつとして保健システムに盛り込まれている。顧みられていなかったものを，顧みられるようにしたケースとしては，他国のブルーリ潰瘍対策と比べると，先進的であるといえるだろう。市民のニーズに応えるため

のNGO活動が実り,アドボカシーが成功した事例である。ブルーリ潰瘍プログラムには,今なおNGOの役割が重要である。しかし,NGO支援が滞ると制度の崩壊をまねきかねない。コーテンのいう第4世代による主体(担い手)がNGOからアフリカ市民に移ることが,NGOに依存しない本来の社会への移行を意味しているとするならば,医療だけでなく,経済的・社会的に自立した国家を築き上げていかなければならないだろう。そこへNGO支援がどのように関われるのか,模索しなければならない。

また,このコーテンの理論において,小規模NGOである「神戸国際大学ブルーリ潰瘍問題支援プロジェクト(Project SCOBU)」を分析すると,支援期間は長いもので3~5年,支援内容を見ても現在実施している教育支援は個人または家庭を対象(第1世代)とし,病院内教育では個人の対象を超えた第2世代まで達しているといえる。小規模NGOが地域全体または1国を対象とした支援を実施することは,資金不足などから困難である。しかし,パイロットケースを実施し,支援効果が証明されることによって,大規模NGOや政府を動かし,支援が拡大していく可能性を秘めているのである。

しかし,実際,普遍化された理論では実践での適応は難しいケースも多いだろう。現場レベルでは,このような理論を用いた活動や主体化の動きは全く見えてこない。しかし,何かをしなければならないという使命感は感じ取ることができる。顧みられない熱帯病・ブルーリ潰瘍問題のような顧みられていないものを顧みられる状態にすることがまず重要であろう。そのための活動の第一歩が,罹患者早期発見のための医療従事者等の育成(早期発見プログラム)である。こうした取り組みを手がかりに,医療保健分野から捉え直さなければならない。

国際的な支援は,国際機関や政府だけの政策(援助)だけでなく,NGOによる活動も重要視される。感染症分野においても,機動力や情報面などの多岐にわたり,NGOの活動が重要となっている。しかし,感染症分野への多くの援助は,どうしても医療的なものに集中してしまう傾向が強い。それは医療で病気を完治させることが最重要とされているからである。しかし実際にアフリカ

などの貧困国では,治療が終わってからも社会的・経済的な援助が必要となる。アフリカなどでは治療費が支払えず,たとえ支払えたとしても,その後の生活に支障をきたすケースが多数である。こういった医療後の社会的・経済的な分野に対しては,国際機関や政府,多くのNGOは対策を講じることができていないのが現状である。

多岐にわたる国際的な問題に対する支援は,単にその分野だけの支援を行えば問題が解決・改善されるものではない。「固有要因」が示すように,社会や経済,宗教,習慣,制度,政策など多様な要因への理解・対応は,どの分野の支援を実施する場合も考慮しなければならない。対象となる地域の固有要因の調査,その情報を活かした支援プログラムの作成が重要となるだろう。

1998年からWHOで行われてきた国際的な取り組みは,ブルーリ潰瘍に関する対策や開発・研究を加速させるものとなった。しかし,実際の現場レベルでは社会・経済分野などから,まだ多くの困難な問題・課題を抱えているといえる。このような困難な問題・課題に対して取り組んできたNGOのなかでも,日本国内においてブルーリ潰瘍問題に取り組んでいる唯一のボランティア団体であるProject SCOBUは,顧みられないものを顧みられる状態にすることを最大の意義・使命であるとし,ブルーリ潰瘍に関わる環境変化を求めてきた。とくにWHOや多くのNGOが医療中心の支援を行うなかで,「顧みられない熱帯病」や「ブルーリ潰瘍」の問題にとって本当に求められている,医療に加え,家族などへの経済的な支援や教育面といった支援を行ってきたProject SCOBUの果たしてきた役割は支援の視点を考え直すきっかけとなるだろう。

今回論じたブルーリ潰瘍問題におけるProject SCOBUの取り組みは,何の資源・経験もないゼロからスタートした団体が行ってきたパイロットケースである。このブルーリ潰瘍問題に取り組んでいる団体は多くあるが,このような取り組みに医療支援経験をもたない新たな非医療ボランティア団体が設立されたのは,Project SCOBUがはじめてである。本書で述べたように専門的な

医療知識をもたない団体・NGO の活動を最大限に活かすためには，情報収集・分析と連携が重要である。また，Project SCOBU の活動は，他のブルーリ潰瘍支援を行っている NGO 団体(特定の目的をもって設立されたために，活動領域が限定される傾向にある)が成し得なかった活動を実施しているといえるだろう。このような活動ケースは，ブルーリ潰瘍や今後起こりうる感染症などの様々な問題に対して，専門的な医療知識をもった団体でなくても国際支援が行えるということを実証している。

　ブルーリ潰瘍は，発病の原因となる病原菌は判明しているものの，感染源・感染経路はいまだに断定されていない。このことは，感染を断つための公衆衛生学的に有効な国家規模の対策の遅延を意味している。また，治療薬に関しても抗生物質の効果が確認されたが，外科的処置に代わる治療法として確立するまでには至っていない。さらに，流行国の多くは経済・社会的に発展段階であり，保健・感染症に費やされる予算も十分ではない。これまでの国家による取り組みでは十分な対策を実行できないとして，NGO の参加が不可欠なものとなっている。コトヌー宣言の採択は，医療や研究・リサーチなどで大きな成果があったことを明示しているとともに，宣言策定過程において NGO の意見を求めるなど，NGO の存在の重要性を意味したものとなっている。

　これまでの現状分析を踏まえて提言できることは，医療中心型の援助には，自ずと限界があるということである。現在，世界人口のうち，約 5 人に 1 人が 1 日 1.25 ドル未満で生活している。なかでもアフリカ(サハラ以南アフリカ)地域では約 48％の人々がこの水準で生活をしている。生きるための最低限の費用を捻出することも難しいなかで，治療費を捻出することは家族にとって多大なる負担となることは間違いない。蔓延地域において福祉・健康保険制度が存在している場合は稀であり，国民の健康を担う保健所や受診可能な病院施設さえも欠乏している。このことが意味するのは，分散して居住している地方の村々からの通院には徒歩で片道 5・6 時間もかかるケースもあり，インフラの整備も医療機会を与える重要な援助のひとつである。

このように感染症支援には，症状そのものへの対応だけでなく，インフラ整備を含む病院施設へのアクセスを可能とする環境作りや，治療費や退院後の生活などへの経済的援助などが挙げられる。さらに，教育援助も国家の保健衛生に関する対策の充実(識字率の向上などによる医療情報の伝達等)を目指す上で不可避な援助分野なのである。医療だけでなく，医療に加え関連分野への援助に包括的なアプローチが重要視されている理由である。

ブルーリ潰瘍問題では，設立当初から特定の目的をもつ国際機関であるWHOが実施できる取り組みは，医療中心に限定されたものであり，包括的なものとはいえない。当然，ひとつの国際機関に広範な分野の問題を一手に引き受けることを望むべくもないが，この傾向はWHOのみに見られるものではなく，各国政府の医療機関やNGOの支援にも顕著なのである。ブルーリ潰瘍がその病状・病変がハンセン病と類似していたことから，この熱帯病に対する医療活動を行っている専門医・研究者や支援団体にはハンセン病に関わった経歴をもつ者が多い。そのために，医療を中心とする活動が多くなっていると推察できる。もちろん，この傾向はブルーリ潰瘍だけでなく，他の疾病問題に関しても同様な傾向にあることは容易に考えられるであろう。

上述した背景から医療を中心とする団体が多いなかで，医療以外の活動を行っている団体の存在は注目に値する。規模こそ小さいながら，包括的アプローチの事例として，Project SCOBUの活動は特徴的なものである。ブルーリ潰瘍問題に携わる多くの団体は，医療を中心とした支援を展開してきた。Project SCOBUも発足当初は医療に関連した支援を行ってきたが，現在では教育的支援に力を注いでいる。今年，2014年で15年目を迎えるProject SCOBUの活動は，小規模ながら他のブルーリ潰瘍問題に取り組む支援団体にはない視点からの特徴的な支援を実施しているといえる。特徴のひとつである教育的な視点からの支援は，ベナンでの支援に続き，トーゴでもDAHWとの共同プロジェクトが開始された。このプロジェクトは次の2点において重要な役割を果たしている。

第1に，連携・ネットワークの確立である。このような連携とネットワークの確立は，多くの感染地域の社会・経済的現状を踏まえ，より効果的に医療問題に取り組むために，非医療問題にも目を向けることを可能にする。しかし，ブルーリ潰瘍問題に取り組む団体同士の連携は現在までのところ報告も少なく，ネットワークの確立は今後の課題でもある。共同支援プロジェクトの実施は，支援の効率化，情報の共有など利点が多いことから，重要であると位置づけることができる。

　第2に教育的支援の意義である。患者や患者が所属するコミュニティ側にも，病気の本質や国民衛生上の政策意義を理解するだけの知力が必要である。継続した教育を受けることは，能力の向上や将来の職業選択の幅を広げるとともに，生活水準の向上，すなわち国家の発展を促すことにつながる重要な支援であるといえるだろう。

　このような支援活動を展開している Project SCOBU に対して，WHO のキンスリィ・アシエドゥ博士は，Project SCOBU が果たしている役割を，「すべての大きなまた小さなパートナーは，病気に対する認識を高め，WHO や GBUI を支援する役割があり，ブルーリ潰瘍のコントロールや研究への取り組みを援助するための資源を提供しています。この意味で，私は SCOBU のような小規模の団体は，ブルーリ潰瘍に対する世界的な取り組みのなかで，果たすべき役割があると考える」と述べている。

　このように，WHO のブルーリ潰瘍対策の責任者である同氏も Project SCOBU の活動を評価し，必要な存在として捉えている。大規模な支援団体に比べ，人員面，財政面において脆弱な小規模団体が，国際支援を実施するには，効果的に資源を活用しなければならない。その点において，Project SCOBU が行っている活動は，局地的なパイロットケースとはいえ，小規模な団体であっても効果的な支援を行えることを示唆しているのである。このような小規模団体を含む支援組織を増やしていくために，「顧みられない熱帯病」や「ブルーリ潰瘍」の問題を多くの人々にどのように伝え，そこから支援団体発

足，そして支援に至るまでのプロセスをどのように確立させていくか，またネットワークの確立が急務である。

　そのため，第5章において，感染症対策ネットワークの構築可能性について考察するために，ブルーリ潰瘍における連携モデルであるガーナ・ベナン型，トーゴ型を明示した。この2つの類型には，社会・経済情勢や政治情勢などがプログラムを実施，運営していくうえで阻害要因となり得ることを論じた。国家によってその状況は異なるものの，国家的なサポートが積極的になされている国では，効果が現れているといえる。ガーナ・ベナン(型)は，その成功例といえ，保健予算の確保やNGOが活動しやすいような環境作り，コミュニティとの円滑な関係など，国家的なサポート協力体制が整っているケースである。このような状況では，WHO－政府－NGOの連携が整っているのである。一方，トーゴ(型)のケースは，国家的なサポートは皆無であり，国家的な対策の主導権(予算の確保や運営)を握っているのがNGOである。このような状況の場合，NGOの協力なくしてはブルーリ潰瘍への取り組みが確保されず，政府，NGO，WHOの3者が協同しながら対策を講じていくことは難しい。しかし，トーゴのような状況にこそ，支援を実施していく意義・役割は大きいといえる。この2つの類型の検証は仮説段階ではあるが，今後の調査でさらに確証に近付けていきたい。

　また，小規模NGOはネットワークのなかで，新たな支援への視点と可能性を提起し，それを検討，実行できるような支援・連携を構築しなければならない。西アフリカのような地域では，村や地区によってブルーリ潰瘍に対する支援・ニーズが異なることも少なくない。こうしたニーズを汲み取ることで必要な支援が見えてくる。しかし実際にはニーズに沿わない支援もある。小規模NGOの支援は，現地のニーズを最大限に理解することで，最も効果的な支援が実施できる。しかしながら，小規模NGOは活動資金の限界や支援状況が見えにくいなど，多くの課題も浮き彫りとなっている。これらのサポートのためにも，ネットワークの構築が必要である。

終 章

　本書では，顧みられない熱帯病のなかでもブルーリ潰瘍を取り上げ，流行地域である西アフリカ(ガーナ・トーゴ・ベナン)の実情把握を踏まえながら，感染症対策とネットワーク構築，また小規模 NGO の役割・意義について議論を展開してきた。ここで分析した連携モデルは仮説段階であり，今後さらに多くの情報をもとに発展させていきたい。また，今回扱い得た事柄は顧みられない熱帯病のブルーリ潰瘍に限られ，他の顧みられない熱帯病のケースや，顧みられない熱帯病以外の感染症の事例，多くの NGO 団体の活動などの調査・分析が今後必要である。さらに，他の感染症とブルーリ潰瘍の連携モデルの比較なども可能となるだろう。

　ブルーリ潰瘍の感染症調査にあたっても，西アフリカ(ガーナ・トーゴ・ベナン)に限られ，いまだ特殊な研究といわざるを得ない。だが，そこで見えてきた問題は，ガーナ・トーゴ・ベナンという地域固有の特殊性をはずしたとしても一定の本質的な問題をはらんでいる。今後も，多くの地域を対象とし，変化を追って行きながら，個別的な事例を一般的な問題とするために，さらに調査・分析する必要がある。アフリカという地域を対象とした研究を発展させていくためには，対象とする国・地域の経済，社会，歴史，文化などの調査も必要である。これらの正確かつ詳細な情報を得るためには，文献だけでは不十分であり，現地調査からこれらの情報を得なければならない。これらの点を今後の検証と課題としたい。

参 考 文 献

〈日本語文献(50音順)〉

秋葉敏夫・相賀裕嗣他(2004)「保健医療分野におけるユニークな人材養成の試み―ガーナにおける現職研修システムの開発と導入―」『国際協力研究』国際協力機構・国際協力総合研修所　Vol. 20, No. 1

秋葉敏夫(2005)「ガーナの保健医療従事者を対象とした現職研修システムの確立：その成果の背景分析と今後の日本の援助のあり方」『九州保健福祉大学研究紀要』九州保健福祉大学　Vol. 6

秋山孝允(2006)「近年の国際援助動向と日本へのインパクト」秋山孝允・笹岡雄一編『日本の開発援助の新しい展望を求めて』国際開発高等教育機構

秋山孝允・近藤正規編(2004)『開発アプローチと変容するセクター課題』国際開発高等教育機構

浅野和生(2006)「感染症をめぐる国際協力―WHOと日本の対応を中心に―」『問題と研究』国立政治大学国際関係研究センター　Vol. 35, No. 4

荒木徹也(2005)「インドネシアにおけるNGOネットワークの可能性と限界」『ノンプロフィット・レビュー』日本NPO学会　Vol. 5, No. 2

石井則久(2008)『皮膚抗酸菌感染症テキスト　皮膚結核・ハンセン病・非結核性抗酸菌症』金原出版

石井則久・中永和枝・笹野正明・加藤陽一(2010)「深い潰瘍を形成する新たな非結核性抗酸菌感染症―$Mycobacterium\ shinshuense$感染症―」『臨床皮膚科』医学書院　Vol. 64, No. 5

伊達卓二(2007)「途上国における持続的な医療機器運営に関する一考察：ウガンダの例を参考として」『国際協力研究』国際協力機構国際協力総合研修所　Vol. 23, No. 1

一盛和世・鷲見学他著(2008)「顧みられない熱帯病―もうひとつのグローバルな課題―」『公衆衛生』医学書院　Vol. 72, No. 72

伊藤萬里・山形辰史(2004)「HIV／エイズ・結核・マラリア向け医薬品研究開発の趨勢―特許出願データに見る製薬大手の開発性向―」『アジア経済』アジア経済研究所　第45巻

伊藤萬里(2005)「感染症向け医療品の研究開発とアクセス」高梨和紘編『開発経済学』慶應義塾大学出版会

岩田拓夫(2010)『アフリカの地方分権化と政治変容』晃洋書房

内海成治(1998)「国際協力・国際ボランティアの動向―パートナーシップ論をめぐって―」『組織科学』白桃書房　Vol. 32, No. 1

梅内拓生(2005)「プライマリ・ヘルスケア」『国際保健医療学(第2版)』杏林書院

NGO―労組国際協働フォーラム(2006)「MDGs・我々にできることは何か―MDGsの視点，課題，可能性をさぐる―」NGO―労組国際協働フォーラム

遠藤貢(2001)「アフリカにおける『伝統社会』と近代」『国際問題』日本国際問題研究所　499号

大林稔編(2007)「アフリカにおける市民社会の役割と市民社会強化支援の現状と展望」国際協力機構国際協力総合研修所調査研究グループ

大林稔他編(2009)『アフリカにおける貧困者と援助：アフリカ政策市民白書2008』晃洋書房

尾崎敬子(2005)「発展途上国における保健医療問題」高梨和紘編『開発経済学』慶應義塾大学

出版会
落合雄彦(2002)「西アフリカ諸国経済共同体(ECOWAS)」国際協力事業団・国際協力総合研修所
落合雄彦(2002)「アフリカにおける民主主義の特徴と課題」『民主的な国づくりへの支援に向けて―ガバナンス強化を中心に―』国際協力事業団・国際協力総合研修所
OECD・WHO 編／岡伸一・坂間治子訳(2006)『開発途上国における貧困と保健』学文社
外務省経済協力局編(2005)「Millennium Development Goals：MDGs」外務省経済協力局
外務省編(2007)『政府開発援助(ODA)白書』国立印刷局
外務省国際協力局編(2010)「政府開発援助(ODA)国別データブック 2009」倉田印刷
外務省国際協力局(2012)「政府開発援助(ODA)国別データブック 2011」ディグ
外務省国際協力局(2013)「政府開発援助(ODA)国別データブック 2012」シュタールジャパン
川田順造編(2009)『アフリカ史』山川出版社
金敬黙他編(2007)「国際協力 NGO のフロンティア：次世代の研究と実践のために」明石書店
金敬黙(2008)『越境する NGO ネットワーク―紛争地域における人道支援・平和構築―』明石書店
功刀達朗(2006)「NGO と地球市民社会の黎明」功刀達朗・毛利勝彦編『国際 NGO が世界を変える―地球市民社会の黎明―』東信堂
黒田かをり(2004)「国際開発 NGO の役割」今田克司・原田勝広編『[連続講義]国際協力 NGO―市民社会に支えられる NGO への構想』日本評論社
小枝英輝・成瀬進・新山智基・福西和幸・藤倉哲哉・下村雄紀(2011)「トーゴ共和国のブルーリ潰瘍の実情とリハビリテーション支援について」『臨床福祉ジャーナル』臨床福祉専門学校 第 8 巻
国際開発高教育機構(2009)「アフリカ開発の新しいアプローチ：社会起業」国際開発高教育機構
国際協力推進協会(1985)『ガーナの経済社会の現状(第 2 版)』国際協力推進協会
国際協力推進協会編(1992)『ガーナの経済社会の現状(第 3 版)』国際協力推進協会
国際協力推進協会(1998)『ガーナ(第 4 版)』国際協力推進協会
国際協力推進協会編(1988)『トーゴーの経済社会の現状(第 2 版)』国際協力推進協会
国際協力推進協会編(1992)『ベナンの経済社会の現状』国際協力推進協会
厚生労働省編(2005)『厚生労働白書 平成 17 年版』ぎょうせい
厚生労働省福岡検疫所(2006)「台湾でデング熱患者が増加」
国際協力 NGO センター(JANIC)編(2004)『国際協力 NGO ダイレクトリー(2004)―国際協力に携わる日本の市民組織要覧―』国際協力 NGO センター
国際協力事業団・国際協力総合研修所(2002)「ガーナ国別援助検討会報告書」国際協力事業団・国際協力総合研修所
国際協力事業団・国際協力総合研修所(2003)「アフリカ援助入門―アフリカ援助研究会報告書―」国際協力事業団・国際協力総合研修所
国際協力機構・国際協力総合研修所編(2003)『援助の潮流がわかる本―今，援助で何が焦点となっているのか―』国際協力出版会
国際協力機構(2005)「平成 16 年度特定テーマ評価『アフリカ感染症対策研究』」国際協力機構 企画・調整部

国際協力機構人間開発部(2005)「ガーナ共和国医療特別機材供与(予防接種拡大計画／エイズ対策／血液検査)機材計画調査報告書」
国連開発計画(2008)「ミレニアム開発目標」国連開発計画東京事務所
小早川隆敏編(1998)『国際保健医療協力入門—理論から実践へ—』国際協力出版社
コンダカル M. ラハマン(2004)「日本の小規模 NGO の経営について—バングラデシュにおける市民団体の活動事例を中心に—」『企業研究』中央大学企業研究所　第6号
斉藤文彦(2005)『国際開発論—ミレニアム開発目標による貧困削減—』日本評論社
笹川記念保健協力財団(2005)「世界からハンセン病をなくすために—笹川記念保健協力財団設立 30 周年記念講演会(2004 年 10 月)より—」笹川記念保健協力財団
佐藤寛編(1995)『援助と社会の固有要因』アジア経済研究所
佐藤寛(2003)『開発援助の社会学』ミネルヴァ書房
佐藤千鶴子(2009)「医療労働者の国際移動と医療人的資源政策—南アフリカの事例—」『立命館国際地域研究』立命館大学国際地域研究所　第 29 号
サノフィ・アベンティス(2008)「Sustainable Development　持続可能な発展—企業の社会的責任—」
ジェイムズ・ブキャン，リン・カルマン／日本看護協会訳(2005)「世界的な看護師不足：問題と行動の概観」国際看護師協会(International Council of Nurses)
重田康博(2005)『NGO の発展の軌跡：国際協力 NGO の発展とその専門性』明石書店
H. E. シゲリスト著／松藤元訳(1973)『文明と病気(上)』岩波書店
七戸和博・菅沼眞澄他(2004)「熱帯地方におけるブルリ潰瘍」『Tropical medicine and health』Vol. 32
下村雄紀・藤倉哲哉・福西和幸(2005)「ブルーリ潰瘍の子供たちを支援するボランティア活動について」『日本ハンセン病学会雑誌』Vol. 74, No. 2
下村雄紀・藤倉哲哉・新山智基・福西和幸・圓純一郎(2009)「ブルーリ潰瘍問題に対する小規模 NGO 支援の可能性：Project SCOBU の事例」『神戸国際大学紀要』神戸国際大学学術研究会　第 77 号
下村雄紀・新山智基・小枝英輝・藤倉哲哉・成瀬進・福西和幸(2010)「教育・リハビリテーション支援の複合的アプローチ：西アフリカにおける国際 NGO 活動のための事例研究」『神戸国際大学紀要』神戸国際大学学術研究会　第 79 号
下村雄紀・藤倉哲哉・福西和幸・新山智基・小枝英輝・成瀬進(2011)「西アフリカのブルーリ潰瘍の動向と NGO 支援の展開：神戸国際大学ブルーリ潰瘍問題支援プロジェクトの活動を通じて」『モダンメディア』栄研化学　第 57 巻　第 4 号
ジャック・リュフィエ，ジャン＝シャルル・スールニア著／仲澤紀雄訳(1988)『ペストからエイズまで—人間史における疫病—』国文社
首藤もと子(1997)「ASEAN 諸国の NGO—活動概況と国際関係—」『駒澤大学政治学論集』Vol. 45
ジョン・フリードマン著／斉藤千宏・雨森孝悦訳(1995)『市民・政府・NGO—「力の剥奪」からエンパワーメントへ—』新評論
高千穂安長(2001)「グローバリゼーション下の国際協力」好皓一・高千穂安長編『国際協力の最前線—グローバル・ホットイシュー—』玉川大学出版部
高梨和紘編(2005)『開発経済学：貧困削減から持続的発展へ』慶應義塾大学出版会
高橋央(2002)「保健医療分野の援助指標に関する研究」国際協力事業団・国際協力総合研修所

高橋基樹(2001)「アフリカにおける開発パートナーシップ:セクター・プログラムを中心に」『国際協力研究』国際協力事業団・国際協力総合研修所　Vol. 17, No. 2
高橋基樹(2010)『開発と国家:アフリカ政治経済論序説』勁草書房
滝澤武人(2001)「イエスとハンセン病」沖浦和光・徳永進編『ハンセン病—排除・差別・隔離の歴史』岩波書店
谷口清州(2006)「国際的な感染症対策ネットワーク」『公衆衛生』医学書院　Vol. 70, No. 2
Tileman-Dothias von Schoen-Angerer (2000)「必須医療品へのアクセス:グローバルな視点からみた感染症問題」『The Informed Prescriber (正しい治療と薬の情報)』医療品・治療研究会　第15巻，第11号
塚本善弘(2006)「日本の女性・ジェンダー関連NGOにおける資源の小規模性とネットワーキング戦略—影響力強化に向けた展開と課題—」『Artes liberales』岩手大学　No. 78
富本幾分(2003)「特集　ミレニアム開発目標—2015年を目指して:ミレニアム開発目標とは何か?—」『アジ研ワールドトレンド』日本貿易振興会アジア経済研究所研究支援部　第9巻，第4号
豊吉直美(2002)「保健SWApsを支援するに当たっての条件及びリスク—ザンビアとガーナのSWApsを事例として—」国際協力事業団・国際協力総合研修所
中村安秀(2002)「国際協力におけるNGOの役割—国内と国外をつなぐ掛け橋として」『公衆衛生』医学書院　Vol. 66, No. 4
仲村優一・一番ヶ瀬康子編(2000)『世界の社会福祉12　国際社会福祉』旬報社
仲村優一・阿部志郎・一番ヶ瀬康子編(2001)『世界の社会福祉年鑑2001』旬報社
仲村優一・阿部志郎・一番ヶ瀬康子編(2005)「世界保健機関(WHO)」『世界の社会福祉年鑑　2004』旬報社
長坂寿久(2003)「NGOとWTO(TRIPS)ルールの改正—必須医薬品入手キャンペーンとTRIPS協定の行方—」『国際貿易と投資』国際貿易投資研究所　No. 51
新山智基・福西征子(2009)「グローバリゼーションと顧みられない熱帯病—ブルーリ潰瘍の事例—」『セミナー医療と社会』セミナー医療と社会　第34号
新山智基(2009)「ブルーリ潰瘍問題をめぐる国際NGOの動向—神戸国際大学ブルーリ潰瘍問題支援プロジェクトの果たしてきた役割を中心に—」『コア・エシックス』立命館大学大学院先端総合学術研究科　Vol. 5
新山智基(2010)「神戸国際大学ブルーリ潰瘍問題支援プロジェクト(Project SCOBU)の取り組み」『アフリカNOW』アフリカ日本協議会　No. 87
新山智基(2010)「顧みられない熱帯病・ブルーリ潰瘍問題における医療NGOの展開—市民社会を手掛かりとして—」立命館大学生存学研究センター編『生存学』生活書院　Vol. 2
新山智基(2010)「顧みられない熱帯病・ブルーリ潰瘍問題調査を通じて(国際研究調査報告)」立命館大学生存学研究センター編『生存学』生活書院　Vol. 2
新山智基(2010)「感染地域の社会経済的現状とWHO，医療中心型援助の限界—ブルーリ潰瘍の事例—」『コア・エシックス』立命館大学大学院先端総合学術研究科　Vol. 6
新山智基(2011)「第2部　各国社会福祉の現状――ガーナ共和国」宇佐見耕一・小谷眞男・後藤玲子・原島博編『世界の社会福祉年鑑　2011年版』旬報社
新山智基(2012)「ガーナ共和国アシャンティ州におけるブルーリ潰瘍と国民健康保険制度の実態」『日本ハンセン病学会雑誌』日本ハンセン病学会　第81巻第3号
新山智基(2013)「トーゴ共和国における顧みられない熱帯病・ブルーリ潰瘍と国際協力」『日

本ハンセン病学会雑誌』日本ハンセン病学会　第 82 巻第 3 号
西川潤・佐藤幸男編(2002)『NPO/NGO と国際協力』ミネルヴァ書房
西川潤・高橋基樹他編(2006)『国際開発とグローバリゼーション』日本評論社
日本財団情報グループ情報発信チーム編(2007)「2007 年度　事業計画アウトライン」日本財団
人間の安全保障委員会(2003)『安全保障の今日的課題―人間の安全保障委員会報告書』朝日新聞社
根岸知代(2006)「NGO の理論的分析―国際社会における NGO の位置づけ―」『横浜国際社会科学研究』横浜国立大学　Vol. 11, No. 3
萩原康生・松原祥子・宇佐美耕一・後藤玲子編(2007)『世界の社会福祉年鑑 2007』旬報社
朴容寛(2003)『ネットワーク組織論』ミネルヴァ書房
平野克己(2001)『アフリカ比較研究：諸学の挑戦』日本貿易振興会アジア経済研究所
平野克己(2002)『図説アフリカ経済』日本評論社
平林史子(2007)「世界から顧みられない病気がある―治療薬開発のための新たなパートナーシップ構築を―」『RAD-AR News』くすりの適正使用協議会　Vol. 18, No. 1
福西征子(1999)「西アフリカ・ガーナにおけるブルーリ潰瘍の流行」『日本ハンセン病学会雑誌』日本ハンセン病学会, Vol. 68, No. 3
福西征子・Kingsley Asiedu(2001)「海外事情　西アフリカ・ガーナにおけるブルーリ潰瘍の流行」『公衆衛生』医学書院, Vol. 65, No. 7
福西征子(2002)「ブルーリ潰瘍の病理組織学所見：西アフリカ・ベナンの症例」『日本ハンセン病学会雑誌』日本ハンセン病学会, Vol. 71, No. 3
藤田紘一郎(2001)『謎の感染症が人類を襲う』PHP 研究所
法政大学日本統計研究所(2003)「研究所報：国連ミレニアム開発目標と統計―翻訳と案内―」法政大学日本統計研究所　No. 30
増島建(2004)「アフリカ立法府支援の在り方：理論的分析と提言」国際協力機構・国際協力総合研修所
松浦晃一(2009)『アフリカの曙光：アフリカと共に 50 年』かまくら春秋社
見市雅俊他編(2001)「疾病・開発・帝国医療：アジアにおける病気と医療の歴史学」東京大学出版会
三浦宏子・梅内拓生(1998)「保健関連の国際機関の役割」小早川隆敏編『国際保健医療協力入門―理論から実践へ』国際協力事業団
峯陽一(1999)『現代アフリカと開発経済学―市場経済の荒波のなかで』日本評論社
宮坂道夫(2006)『ハンセン病　重監房の記録』集英社
毛利聡子(1999)『NGO と地球環境ガバナンス』築地書館
安田信之(2006)「法制度の国際的均質化と途上国・移行国」西川潤・高橋基樹・山下彰一編『国際開発とグローバリゼーション』日本評論社
山内一也(2001)『キラーウイルス感染症』双葉社
山下裕人・千馬正敬他(1980)「いわゆる Buruli ulcer の一例」『熱常医学』第 22 巻第 3 号
百合本孝範(2008)「IFPMA の WHO『熱帯病医学特別研究訓練プログラム(TDR)』の援助強化」JPMA News Letter No. 124
C. レヴィ＝ストロース著／川田順造・渡辺公三訳(2005)『レヴィ＝ストロース講義―現代世界と人類学―』平凡社

E. M. ロジャーズ著／宇野善康訳(1981)『イノベーション普及学入門』産業能率大学出版部
若井晋(2005)「プライマリ・ヘルスケア」『国際保健医療学(第2版)』杏林書院
我妻堯(2006)『保健医療分野のODA―陰から光へ―』勁草書房
和田正平・江口一久(2005)「ガーナ東部州, スフム・ディストリクトにおける医療と食生活に関する実態調査報告」国立民族博物館

〈英語文献〉
Aiken, Linda H. et al. (2004), Trends in international nurse migration: The World's Wealthy Countries must be aware of how the "pull" of nurses from developing countries affects global health, *Health Affairs*, Vol. 23, No. 3.
Amofah, G, & Bonsu F. et al. (2002), Buruli Ulcer in Ghana: Results of a National Case Search, *Emerging Infectious Diseases*, Vol. 8, No. 2.
Arrow, Kenneth J. (1974), *The Limits of Organization*, W. W. Norton & Company. (村上泰亮訳(1999)『組織の限界』岩波書店).
Asiedu, Kingsley and Etuafl, Samuel (1998), Socioeconomic Implications of Buruli Ulcer in Ghana: A Three-Year Review, *American Journal of Medicine and Hygiene*, Vol. 56, No. 6.
Asiedu, Kingsley & Scherpbier, Robert (2000), *Buruli ulcer, Mycobacterium ulcerans infection*, World Health Organization.
Bossert, T. & Beauvais, J. (2002), Decentralization of health systems in Ghana, Zambia, Uganda and the Philippines: a comparative analysis of decision space, *Health Policy and Planning*, Vol. 17, No. 1.
Brown, A. (2001), *Integrating vertical health programmes into sector wide approaches: Experiences and lessons*, Institute for Health Sector Development.
Brown, A. & Foster, M. et al. (2001), *The Status of Sector Wide Approaches*, Overseas Development Institute.
Cassels, A. (2000), *A guide to sector-wide approaches for health development*, World Health Organization.
CDC (Centers for Disease Control and Prevention) (2004), *Progress Toward Global Eradication of Dracunculiasis, January 2004-July 2005*, MMWR (Morbidity and Mortality Weekly Report), Volume54 Issie42.
Collins, T. & Higgins, L. (2000), *Seminar on Sector Wide Approaches with a Focus on Partnership*, Seminar Report.
Commission on Human Security (2003), *Human Security Now*.
Daumerie, D. & Kindhauser, M. (2004), *Intensified Control of Neglected Diseases*.
Debacker, M. & Aguiar, J. et al. (2004), *Mycobacterium ulcerans Disease (Buruli Ulcer) in Rural Hospital, Southern Benin, 1997-2001*, Emerging Infectious Diseases, Vol. 10, No. 8.
Duker, A. A., Carranza, E. J. M. & Hale, M. (2004), Spatial dependency of Buruli ulcer prevalence on arsenic-enriched domains in Amansie West District, Ghana: implications for arsenic mediation in Mycobacterium ulcerans infection, *Inter-

national Journal of Health Geographics, 3 (19).
Ellen, D. E. & Stienstra, Y. et al. (2003), Assessment of functional limitations caused by Mycobacterium ulcerans infection: towards a Buruli Ulcer Functional Limitation Score, *Tropical Medicine and International Health*, Vol. 8, No. 1.
Foster, M. (2000), *New Approaches to Development Cooperation: What can we Learn from Experience with implementing Sector Wide Approaches?*, Overseas Development Institute.
Foster, M. & Brown, A. et al. (2000), *Sector-wide approaches for health development: A review of experiences*, World Health Organization.
Ghana Statistical Service (2000), *Poverty Trends in Ghana in the 1990s*.
Harrold, P. et al. (1995), 'The Broad Sector Approach to Investment Lending: Sector Investment Programs' "World Bank Discussion Papers" The World Bank No. 320.
Hant, P. & Steward, R. et al. (2007), *Neglected Diseases:A Human Right Analysis*, World Health Organization.
International Development Association (2008), *Ghana: Accelerating Growth to Halve Poverty 2008*.
International Bank for Reconstruction and Development and World Bank (2014), *World Development Indicators 2014*, World Bank.
Johnson, J. & Wasty, S. (1993), *Borrower Ownership of Adjustment Programs and the Political Economy of Reform*, World Bank Discussion Papers, No. 199.
Johnson, K., Rutstein, S. & Govindasamy, P. (2005), *The Stall in Mortality Decline in Ghana: further analysis of Demographic and Health Surveys data*, ORC Macro.
Johnson, Paul (2009), *Vector borne diseases, mosquitoes and Buruli Ulcer in Victoria, Australia*, WHO Annual Meeting on Buruli Ulcer, 30 March-3 April 2009.
Karen, M. & Ellen, A. et al. (2000), Serologic Response to Culture Filtrate Antigens of Mycobacterium ulcerans during Buruli Ulcer Disease, *Emerging Infectious Diseases*, Vol. 6, No. 2.
Killick, T. (1998), *Aid and the Political Economy of Policy Change*, Routledge.
Korten, David C. (1990), *Getting to the 21st Century: Voluntary Action and the Global Agenda*, Kumarian Press. (渡辺龍也訳(1995)『NGO とボランティアの 21 世紀』学陽書房)
Legrand, Pierre (2001), 'What Legal Transplants'? in David Nelken and Johannes Feest (eds.), *Adapting Legal Cultures*, Hart Publishing Oxford.
Lehman, L., Simonet, V., Saunderson, P. & Agbenorku, P. (2006), *Buruli Ulcer: Prevention of Disability (Pod)*, World Health Organization.
Leslie, C. ed. (1976), *Asian medical systems*, University of California Press.
Mats, K. (2003), *Stepping up the African challenge, Towards Empowered Development*, World Bank Country Director for Ghana At the Maiden Edition of the Development Dialogue Series Accra International Conference Centre.

Meier, Gerald M. (2004), *Iography of a Subject:An Evolution of Development Economics*, Oxford University Press.(渡辺利夫・徳原悟訳(2006)『開発経済学概論』岩波書店)
Ministry of Finance & Economic Planning (2010), *2011 Appropriation Detailed Summary of Expenditure by Function*, Economic Item and Funding.
Ministry of Health (2002), *Ghana Health Sector 2002 Programme of Work*.
Molyneux, David H., Hotez, Peter J. & Fenwick, Alan. (2005), *"Rapid-Impact Interventions": How a Policy of Integrated Control for Africa's Neglected Tropical Diseases Could Benefit the Poor*, Volume2 Issie11.
Mumma, G. A. et al. (2004), "Buruli Ulcer, Poverty, and Poverty Reduction in Rural Ghana, 2003" A report for 2004 Buruli Ulcer Initiative Conference at WHO Headquarter, Geneva, Switzerland.
Mumma, G. A. et al., *Determinants of the costs of Buruli ulcer (BU) to households and treatment facilities in rural Ghana, 2000-2004*.
National Health Insurance Authority (NHIA) (2010), *National Health Insurance Authority Annual Report 2009*.
North, Douglass C. (1994), Economic Performance through Time, *American Economic Review*, Vol. 84, No. 3.
North, Douglass C. (1995), "The New Institutional Economics and Third World Development" in John Harriss, Janet Hunter, & Colin M. Lewis(eds.), *The New Institutional Economics and Third World Development*, Psychology Press.
North, Douglass C. (1990), *Institutions, Institutional Change and Economic Performance*, Cambridge University Press.(竹中公視訳(1944)『制度・制度変化・経済成果』晃洋書房)
Nurkse, Ragnar (1953), *Problems of Capital Formation in Underdeveloped Countries*, Oxford University Press.(土屋六郎訳(1966)『後進諸国の資本形成(改訳版)』巌松堂)
Nwako, F. A. and Obianyo, N. E. N. (1990), *Tropical ulcers and mycotic infections in the tropics*, Pediatr Surg Int.
Nyonator, F. and Kutzin, J. (1999), 'Health for some? The effects of user fees in the Volta Region of Ghana', *Health Policy and Planning*, Oxford University Press, No. 14, Vol. 4.
ORC Macro (2005), *Nutrition of young children and mothers in Ghana*, Africa Nutrition Chartbooks.
Partners for Health Reform plus (2001), *A Survey of Health Financing Schemes in Ghana*, Abt Associates Inc.
Population Council (2001), *Facts about adolescents from the Demographic and Health Survey-Statistical tables for program planning: Ghana 1998*, Population Council.
Republic of Ghana (2000), *Interim Poverty Reduction Strategy Paper 2000-2002*, Ministry of Finance Government of Ghana.
Resolution WHA57.1. Surveillance and control of Mycobacterium ulcerans disease

(Buruli ulcer). In: Fifty-seventh World Health Assembly, Geneva, 17-22 May 2004. Resolutions and decisions, Annexes. Geneva, World Health Organization, 2004 (WHA57/2004/REC/1).

Ricardo, B. & Ursula, G. (2002), *Waivers and Exemptions for Health Services in Developing Countries*, World Bank.

Sachs, Jeffrey D. (2005), *Investing in Development: A Practical Plan to Achieve the Millennium Development Goals*, Millennium Project.

Sen, Amartya K. (1981), *Poverty and Famines: An Essay on Entitlement and Deprivation*, Clarendon Press.(黒崎卓・山崎幸治訳(2000)『貧困と飢餓』岩波書店)

Sen, Amartya K. (1992) *Inequality Reexamined*, Oxford University Press.(池本幸生・野上裕生他訳(1999)『不平等の再検討―潜在能力と自由』岩波書店)

Sheelagh, Stewart (1997), *Happy Ever Africa in the Marketplace: Non-government Organizations and Uncivil Society*, Review of African Political Economy, No. 71.

Simonet, Valérie (2008), *Prevention of disability in Buruli ulcer: basic rehabilitation-Practical field guide*, World Health Organization.

Smith, Ben J. Tang Kwok Cho & Nutbeam Don (2006), 'WHO Health Promotion Glossary: new terms', *Health Promotion International*, Oxford University Press, Volume21 Issue4.

Stienstra, Y. & Dijkstra, P. U. et al. (2004), Development of a questionnaire assessing Buruli ulcer-induced functional limitation, *American Journal of Tropical Medicine and Hygiene*, Vol. 70, No. 3.

Stienstra, Y. & van Roest, M. H. et al. (2005), Factors associated with functional limitations and subsequent employment or schooling in Buruli ulcer patients, *Tropical Medicine and International Health*, Vol. 10, No. 12.

Stienstra, Y. (2006), *Mycobacterium ulcerans disease in West Africa*, Rijksuniversiteit Groningen.

"Tackling Two Global Scourges" *U.S. Medicine Information Central* 2005.

Takyi, B. K. & Gyimah, S. O. et al. (2006), *Religion and Fertility Behavior of Married Men and Women: An Empirical Examination of Datafrom Ghana, sub-Saharan Africa*, Presented at the Population Association of America, 2006 Annual Meeting.

The Nurses and Midwives Council (2005), *Annual Statistical report*, NMC

UNICEF (2006), *Progress for Children: A Report Card on Water and Sanitation*, UNICEF.

United Nations Children's Fund (2009), *The State of the World's Children Special Edition: Celebrating 20 Years of the Convention on the Rights of the Child (Statistical Tables)*, United Nations Plaza.

United Nations Development Programme (2002), *Human Development Report 2002*, Oxford University Press.

United Nations Development Programme (UNDP) (2007), *Human Development Report 2007/2008*, UN Plaza.

United Nations Development Programme (UNDP) (2011), *Human Development Report 2011*, Palgrave Macmillan.

Wapner, Pall (2000), The Normative Promise of Nonstate Actors: A Theoretical Account of Global Civil Society, in Paul Wapner and L. E. J. Ruiz, eds., *Principled World Politics: The Challenge of Normative International Relations*, Lanham: Rowman & Littlefields Publishers.

World Bank Group (2001), *Education and Health in Sub-Saharan Africa, A Review of Sector-Wide Approaches*, World Bank Group Human Development Africa Region.

World Health Organization/Global Buruli Ulcer Initiative (2000), *Buruli ulcer, Mycobacterium ulcerans infection*.

World Health Organization (2001), *Buruli ulcer-Diagnosis of Mycobacterium ulcerans disease*.

World Health Organization (2001), *Buruli ulcer-Management of Mycobacterium ulcerans disease*.

World Health Organization (2004), Recruitment of health workers from the developing world. Report by the Secretariat. Executive Board EB 114/5, WHO, Geneva, Switzerland.

World Health Organization (2004), *Provisional guidance on the role of specific antibiotics in the management of Mycobacterium ulcerans disease (Buruli ulcer)*.

World Health Organization (2004), *Intensified Control of Neglected Diseases: Report of an International Workshop*.

World Health Organization (2005), *Facilitators Report: Joint WHO Meetings with Ministry of Health on Buruli Ulcer Control program and Strengthening Emergency and Essential Surgical Training in Ghana*.

World Health Organization (2006), *Strategic and technical meeting on intensified control of neglected tropical diseases: A renewed effort to combat entrenched communicable diseases of the poor*, A report of an international workshop.

World Health Organization (2006), *Neglected Tropical Diseases, Hidden successes, Emerging opportunities*.

World Health Organization (2006), *AIDS Epidemic Update: December 2006*.

World Health Organization (2006), *Buruli Ulcer: Prevention of Disability*.

World Health Organization (2007), *Fact Sheet: Buruli Ulcer Disease (Mycobacterium ulcerans infecation)*.

World Health Organization (2007), *Report of the first meeting of WHO Strategic and Technical Advisory Group on Neglected Tropical Diseases*.

World Health Organization (2007), *Global plan to combat neglected tropical diseases 2008-2015*.

World Health Organization (2010), *Working to overcome the global impact of neglected tropical diseases*.

World Health Organization (2012), *Accelerating work to overcome the global impact of neglected tropical diseases-A roadmap for implementation.*
World Health Organization (2013), *Sustaining the drive to overcome the global impact of neglected tropical diseases: Second WHO report on neglected tropical diseases.*
World Health Organization (2000), *3rd WHO Advisory Group Meeting on Buruli ulcer.*
World Health Organization (2001), *4th Advisory Group Meeting on Buruli ulcer Report.*
World Health Organization (2003), *Report of the 6th WHO Advisory Group Meeting on Buruli Ulcer.*
World Health Organization (2004), *Report of the 7th WHO Advisory Group Meeting on Buruli Ulcer.*
World Health Organization (2005), *Abstracts of the Annual Meeting on Buruli Ulcer.*
World Health Organization (2006), *Abstracts of the ninth Annual Meeting of the WHO Global Buruli Ulcer Initiative.*
World Health Organization (2007), *WHO Annual Meeting on Buruli Ulcer.*
World Health Organization (2008), *WHO Annual Meeting on Buruli Ulcer.*
World Health Organization (2009), *WHO Annual Meeting on Buruli Ulcer.*
World Health Organization (2010), *WHO Annual Meeting on Buruli Ulcer.*
World Health Organization (2011), *WHO Annual Meeting on Buruli Ulcer.*
World Health Organization (2013), *WHO Meeting on Buruli Ulcer Control and Research.*
World Health Organization (2000), 'Buruli ulcer: Mycobacterium ulcerans infection' *Weekly epidemiological record*, Vol. 75, No. 11.
World Health Organization (2000), 'Buruli ulcer: Mycobacterium ulcerans infection' *Weekly epidemiological record*, Vol. 75, No. 13.
World Health Organization (2002), 'Buruli ulcer: Mycobacterium ulcerans infection' *Weekly epidemiological record*, Vol. 77, No. 20.
World Health Organization (2002), 'Buruli ulcer disease: Mycobacterium ulcerans infection' *Weekly epidemiological record*, Vol. 77, No. 32.
World Health Organization (2003), 'Buruli ulcer disease: Mycobacterium ulcerans infection' *Weekly epidemiological record*, Vol. 78, No. 19.
World Health Organization (2004), 'Buruni ulcer disease: Mycobacterium ulcerans infection' *Weekly epidemiological record*, Vol. 79, No. 15.
World Health Organization (2004), 'Buruli ulcer disease' *Weekly epidemiological record*, Vol. 79, No. 20.
World Health Organization (2008), 'Buruli ulcer disease' *Weekly epidemiological record*, Vol. 83, No. 9.
World Health Organization (2008), 'Buruli ulcer: progress report, 2004–2008' *Weekly epidemiological record*, Vol. 83, No. 17.

World Health Organization (2009), 'Buruli ulcer: first programme review meeting for west Africa-summary report' *Weekly epidemiological record*, Vol. 84, No. 6.
World Health Organization,Evidence and Information for Policy (EIP) and Organization of Health Services Delivery (OSD) (2000), *Guidelines for Health Care Equipment Donation* (WHO/ARA/97.3).
WHO Roll Back Malaria Cabinet Project (2001), *Addressing Malaria Sector-wide; Improving co-ordination and management of external support*, Working document prepared by The Malaria Consortium.

〈新聞記事〉
北川創一郎「支局長からの手紙：ブルーリ潰瘍をご存じですか」『毎日新聞』2009年10月14日付朝刊(地方版／兵庫) 23面
小園長治「ブルーリ潰瘍　悲惨さ知って」『朝日新聞』2006年8月15日付朝刊(大阪) 24面
田原徳容「デング熱流行の兆し―東南アジア　多雨と気温上昇原因―」『読売新聞』2007年7月8日付朝刊　7面
村松洋「ブルーリ潰瘍：入所者の寄付に『感謝』研究者ら，青森市の松丘保養園を訪問」『毎日新聞』2005年5月22日付朝刊(地方版／青森) 21面
渡辺翔太郎「害虫モゾモゾご用心―外国から侵入。春，あちこちに」『朝日新聞』2006年4月21日付朝刊　25面
「アフリカで猛威　伝染性『ブルーリ潰瘍』難病の子に救援の手を」『読売新聞』2000年10月4日付朝刊(大阪) 29面
「西アフリカなどで猛威　ブルーリ潰瘍　草の根から医療支援活動／神戸国際大学」『読売新聞』2004年8月16日付朝刊(大阪) 21面
「熱帯ウイルス，日本に侵入」『読売新聞』2006年1月27日付朝刊　13面
「ブルーリ潰瘍：西アフリカなどの子供に感染　悲惨さ知って，神戸国際大が支援」『毎日新聞』2006年8月15日付朝刊(地方版／大阪) 24面
「デング熱　東南アジアで深刻」『読売新聞』2007年9月4日付朝刊　17面

〈参考Webサイト〉
「IFPMAがWHOの『熱帯病医学特別研究訓練プログラム(TDR)』への援助を強化」
　　http://www.jpma.or.jp/media/release/pdf/080130j.pdf
「温暖化で北上する熱帯伝染病の恐怖」
　　http://webnews.asahi.co.jp/you/special/2007/t20070919.html
「顧みられない熱帯病・ブルーリ潰瘍問題調査報告」
　　http://www.arsvi.com/2010/1006nt.htm
「外務省」
　　http://www.mofa.go.jp/mofaj/gaiko/oda/data/zyoukyou/h_14/020425_2.html
「外務省　略語表・用語解説」
　　http://www.mofa.go.jp/mofaj/gaiko/oda/shiryo/hyouka/kunibetu/gai/ghana/sect03_01_0009.html
「外務省(ガーナ共和国)」http://www.mofa.go.jp/mofaj/area/ghana/data.html
「外務省(トーゴ共和国)」http://www.mofa.go.jp/mofaj/area/togo/data.html

「外務省(ベナン共和国)」http://www.mofa.go.jp/mofaj/area/benin/data.html
「ガーナ共和国大使館」http://www.ghanaembassy.or.jp/japan/general.html
「神戸国際大学ブルーリ潰瘍問題支援プロジェクト」
　　http://www.h6.dion.ne.jp/~nkf-info/bu/index.html
「国立感染症研究所」
　　http://www.nih.go.jp/niid/ja/kansennohanashi/2913-bu-intro.html
　　http://www.nih.go.jp/niid/ja/diseases/ha/buruli-ulcer/1842-lrc/1692-buruli.html
「資料3　財団法人日本船舶振興会について(国土交通省)」『特殊法人等改革推進本部参与会議(第42回)』http://www.gyoukaku.go.jp/sanyo/dai42/42siryou3-1.pdf
「笹川記念保健協力財団」http://www.smhf.or.jp/outline/outline05.html
「日本財団」
　　http://www.nippon-foundation.or.jp/inter/topics_dtl/2001471/20014711.html
　　http://www.nippon-foundation.or.jp/org/profile/gaiyo.html
「日本財団　図書館」
　　http://nippon.zaidan.info/jigyo/2000/0000000911/jigyo_info.html
　　http://nippon.zaidan.info/jigyo/2001/0000000453/jigyo_info.html
　　http://nippon.zaidan.info/jigyo/2002/0000038327/jigyo_info.html
　　http://nippon.zaidan.info/jigyo/2003/0000042479/jigyo_info.html
　　http://nippon.zaidan.info/jigyo/2004/0000046422/jigyo_info.html
　　http://nippon.zaidan.info/jigyo/2001/0000024663/jigyo_info.html
　　http://nippon.zaidan.info/jigyo/2002/0000000246/jigyo_info.html
　　http://nippon.zaidan.info/jigyo/2003/0000038755/jigyo_info.html
　　http://nippon.zaidan.info/jigyo/2004/0000042630/jigyo_info.html
「人間の安全保障委員会　最終報告書」
　　http://www.humansecurity-chs.org/finalreport/j-outline.pdf
「2013年版 政府開発援助(ODA)参考資料集」
　　http://www.mofa.go.jp/mofaj/gaiko/oda/shiryo/hakusyo/13_hakusho_sh/pdfs/s_all.pdf
'African Development Bank'　http://www.afdb.org/en/countries/west-africa/
'ANESVAD'　http://www.anesvad.org/pub/ingl/presentacion.htm
'CDC (Centers for Disease Control and Prevention)'
　　http://www.cdc.gov/globalhealth/ntd/diseases/ntd-worldmap-static.html
'Disease Outbreak News'　http://www.who.int/csr/don/en/
'Fondation Luxembourgeoise Raoul Follereau'
　　http://www.ffl.lu/mmp/online/website/menu_vert/maladies/53/index_FR.html
'Institute of Tropical Medicine Antwerp'
　　http://www.itg.be/itg/Departments/generalpage.asp?wpid=119&miid=48
'National Geographic News'
http://www.nationalgeographic.co.jp/news/news_article.php?file_id=5644623&-expand
'Weekly Epidemiological Record'　http://www.who.int/wer/en/
'World Health Organization'

http://www.who.int/en/
http://www.who.int/buruli/en/
http://www.who.int/buruli/gbui/en/index.html
http://www.who.int/buruli/yamoussoukro_declaration/en/index.html
http://www.who.int/buruli/photos/nonulcerative/en/index.html
http://www.who.int/neglected_diseases/en/
'World Health Organization: Some nongovernmental organizations and others involved in Buruli ulcer activities'
http://www.who.int/buruli/information/Management/en/index17.html

参 考 資 料

〈参考資料1：ミレニアム開発目標〉

目標とターゲット	指　標
Goal 1：極度の貧困と飢餓の撲滅	
ターゲット1 2015年までに1日1ドル未満で生活する人口の割合を1990年の水準の半数に減少させる。	1．1日1ドル未満で生活する人口の割合 2．貧困格差の比率(貧困度別の発生頻度) 3．国内消費全体のうち、最も貧しい5分の1の人口が占める割合
ターゲット2 2015年までに飢餓に苦しむ人口の割合を1990年の水準の半数に減少させる。	4．平均体重を下回る5歳未満の子どもの割合 5．カロリー消費が必要最低限のレベル未満の人口の割合
Goal 2：普遍的初等教育の達成	
ターゲット3 2015年までに、全ての子どもが男女の区別なく初等教育の全課程を修了できるようにする。	6．初等教育における純就学率 7．第1学年に就学した生徒が第5学年まで到達する割合 8．15～24歳の識字率
Goal 3：ジェンダー平等推進と女性の地位向上	
ターゲット4 可能な限り2005年までに、初等・中等教育における男女格差を解消し、2015年までに全ての教育レベルにおける男女格差を解消する。	9．初等・中等・高等教育における男子生徒に対する女子生徒の比率 10．15～24歳の男性識字率に対する女性識字率 11．非農業部門における女性賃金労働者の割合 12．国会における女性議員の割合
Goal 4：乳幼児死亡率の削減	
ターゲット5 2015年までに5歳児未満の死亡率を1990年の水準の3分の1に削減する。	13．5歳児未満の死亡率 14．乳児死亡率 15．はしかの予防接種を受けた1歳児の割合
Goal 5：妊産婦の健康の改善	
ターゲット6 2015年までに妊産婦の死亡率を1990年の水準の4分の1に削減する。	16．妊産婦死亡率 17．医師・助産婦の立ち会いによる出産の割合
Goal 6：HIV／エイズ，マラリア，その他の疾病の蔓延の防止	
ターゲット7 HIV／エイズの蔓延を2015年までに食い止め、その後減少させる。	18．15～24歳の妊婦のHIV感染率 19．避妊具普及率におけるコンドーム使用率 20．10～14歳の、エイズ孤児ではない子どもの就学率に対するエイズ孤児の就学率
ターゲット8 マラリア及びその他の主要な疾病の発生を2015年までに食い止め、その後発生率を減少させる。	21．マラリア有病率及びマラリアによる死亡率 22．マラリアに感染しやすい地域において、有効なマラリア予防及び治療措置を受けている人口の割合 23．結核の有病率及び結核による死亡率 24．DOTS(短期科学療法を用いた直接監視下治療)の下で発見され、治療された結核患者の割合
Goal 7：環境の持続可能性の確保	
ターゲット9 持続可能な開発の原則を国家政策及びプログラムに反映させ、環境資源の損失を減少させる。	25．森林面積の割合 26．地表面積に対する、生物多様性の維持のための保護区域の面積の割合 27．GDP1,000ドル当たりのエネルギー消費量 28．一人当たりの二酸化炭素排出量及びオゾン層を減少させるフロンの消費量

	29．固体燃料を使用する人口の割合
ターゲット10 2015年までに，安全な飲料水及び衛生施設を継続的に利用できない人々の割合を半減する。	30．浄化された水源を継続して利用できる人口の割合（都市部及び農村部） 31．適切な衛生施設を利用できる人口の割合
ターゲット11 2020年までに，少なくとも1億人のスラム居住者の生活を大幅に改善する。	32．土地及び住居への安定したアクセスを有する世帯の割合
Goal 8：開発のためのグローバル・パートナーシップの推進	
ターゲット12 さらに開放的で，ルールに基づく，予測可能でかつ差別的でない貿易及び金融システムを構築する。 （良い統治，開発及び貧困削減を国内的及び国際的に公約することを含む。） ターゲット13 後発開発途上国の特別なニーズに取り組む。 ((1)後発開発途上国からの輸入品に対する無税・無枠，(2)重債務貧困国(HIPC)に対する債務救済及び二国間債務の帳消しのための拡大プログラム，(3)貧困削減にコミットしている国に対するより寛大なODAの供与を含む。） ターゲット14 内陸開発途上国及び小島嶼開発途上国の特別なニーズに取り組む。（バルバドス・プログラム及び第22回国連総会特別会合の規定に基づき） ターゲット15 債務を長期的に持続可能なものとするために，国内及び国際的措置を通じて開発途上国の債務問題に包括的に取り組む。	以下に挙げられた指標のいくつかについては，後発開発途上国，アフリカ，内陸開発途上国，小島嶼開発途上国に関してそれぞれ個別にモニターされる。 政府開発援助（ODA） 33．OECD開発援助委員会(DAC)ドナー諸国の国民総所得(GNI)に対するODA支出純額の割合 （注：2015年までにODAの0.7％目標，2010年までに後発開発途上国向け0.15～0.20％目標） 34．基礎的社会サービスに対するODAの割合（基礎教育，基礎医療，栄養，安全な水及び衛生） 35．DACドナー諸国のアンタイド化された二国間ODAの割合 36．内陸開発途上国のGNIに対するODA受取額 37．小島嶼開発途上国のGNIに対するODA受取額 市場アクセス 38．先進国における，開発途上国及び後発開発途上国からの輸入品の無税での輸入割合（価格ベース。武器を除く。） 39．先進国における，開発途上国からの農産品及び繊維・衣料輸入品に対する平均関税率 40．OECD諸国における国内農業補助金の国民総生産(GDP)比 41．貿易キャパシティ育成支援のためのODAの割合 債務持続可能性 42．HIPCイニシアティブの決定時点及び完了時点に到達した国の数 43．HIPCイニシアティブの下でコミットされた債務救済額 44．商品及びサービスの輸出額に対する債務返済額の割合
ターゲット16 開発途上国と協力し，適切で生産的な仕事を若者に提供するための戦略を策定・実施する。	45．15～24歳の男女別及び全体の失業率
ターゲット17 製薬会社と協力して，開発途上国において人々が安価で必要不可欠な医薬品を入手できるようにする。	46．安価で必要不可欠な医薬品を継続的に入手できる人口の割合
ターゲット18 民間部門と協力して，特に情報・通信における新技術による利益が得られるようにする。	47．人口100人当たりの電話回線及び携帯電話加入者数 48．人口100人当たりの使用パソコン台数及びインターネット利用者数

〈典拠〉国連開発計画(2008)「ミレニアム開発目標」国連開発計画東京事務所

〈参考資料2：アフリカ地図〉

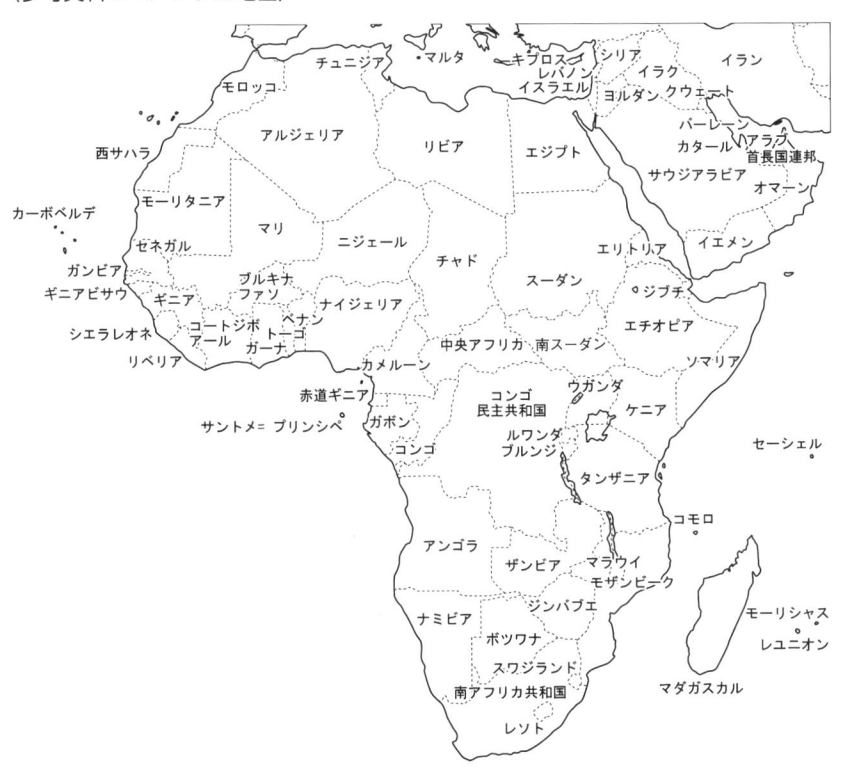

〈参考資料3：アフリカの人間開発指数(HDI)：2013年版〉

国名	順位	Human development index (HDI) value	国名	順位	Human development index (HDI) value
セーシェル	46 (50)	0.806 (0.843)	ザンビア	163 (165)	0.448 (0.434)
リビア	64 (56)	0.769 (0.818)	ジブチ	164 (149)	0.445 (0.516)
モーリシャス	80 (65)	0.737 (0.804)	ガンビア	165 (155)	0.439 (0.502)
アルジェリア	93 (104)	0.713 (0.733)	ベナン	166 (163)	0.436 (0.437)
チュニジア	94 (91)	0.712 (0.766)	ルワンダ	167 (161)	0.434 (0.452)
ガボン	106 (119)	0.683 (0.677)	コートジボワール	168 (166)	0.432 (0.432)
エジプト	112 (112)	0.662 (0.708)	コモロ	169 (134)	0.429 (0.561)
ボツワナ	119 (124)	0.634 (0.654)	マラウイ	170 (164)	0.418 (0.437)
南アフリカ	121 (121)	0.629 (0.674)	スーダン	171 (147)	0.414 (0.526)
ナミビア	128 (125)	0.608 (0.650)	ジンバブエ	172 (151)	0.397 (0.513)
モロッコ	130 (126)	0.591 (0.646)	エチオピア	173 (169)	0.396 (0.406)
カーボヴェルデ	132 (102)	0.586 (0.736)	リベリア	174 (−)	0.388 (−)
ガーナ	135 (135)	0.558 (0.553)	ギニアビサウ	176 (175)	0.364 (0.374)
赤道ギニア	136 (127)	0.554 (0.642)	シエラレオネ	177 (177)	0.359 (0.336)
スワジランド	141 (141)	0.536 (0.547)	ブルンジ	178 (167)	0.355 (0.413)
コンゴ	142 (139)	0.534 (0.548)	ギニア	178 (160)	0.355 (0.456)
サントメ・プリンシペ	144 (123)	0.525 (0.654)	中央アフリカ	180 (171)	0.352 (0.384)
ケニア	145 (148)	0.519 (0.521)	エリトリア	181 (157)	0.351 (0.483)
アンゴラ	148 (162)	0.508 (0.446)	マリ	182 (173)	0.344 (0.380)
カメルーン	150 (144)	0.495 (0.532)	ブルキナファソ	183 (175)	0.343 (0.370)
マダガスカル	151 (143)	0.483 (0.533)	チャド	184 (170)	0.340 (0.388)
タンザニア	152 (159)	0.476 (0.467)	モザンビーク	185 (172)	0.327 (0.384)
ナイジェリア	153 (158)	0.471 (0.470)	コンゴ民主	186 (168)	0.304 (0.411)
セネガル	154 (156)	0.470 (0.499)	ニジェール	186 (174)	0.304 (0.374)
モーリタニア	155 (137)	0.467 (0.550)	ソマリア	− (−)	− (−)
レソト	158 (138)	0.461 (0.549)	南スーダン	− (−)	− (−)
トーゴ	159 (152)	0.459 (0.512)	サブサハラ地域		0.463 (0.493)
ウガンダ	161 (154)	0.456 (0.505)			

※( )は順位・Human development index (HDI) value ともに，2007/2008 のデータ。
※■■■は，西アフリカ諸国を指す。
※基礎的教育やケイパビリティアプローチ，またエンタイトルメントなどの概念をもとに，各国の人間開発に関する指標を表した指標の1つに人間開発指数(Human Development Index：HDI)がある。HDIは，各国の達成度を寿命，教育(成人の識字率，就学率)，一定(人間らしい)生活水準の3つの分野を総合した指数のことを指す。HDI指数は，0と1の間の数値で表され，1に近いほど，個人の基本的選択肢が広い，つまり人間開発が進んでいるということを示している。HDIをもとに，アフリカの水準をみると多くの国々がランキングの低位置を占めていることがわかる。

〈典拠〉United Nations Development Programme (UNDP) (2013), *Human Development Report 2013*, UN Plaza, pp. 144-147.
United Nations Development Programme (UNDP) (2007), *Human Development Report 2007/2008*, UN Plaza, pp. 229-232 より筆者抜粋。

〈参考資料4：ガーナ共和国・トーゴ共和国・ベナン共和国，3ヵ国の基礎情報〉

国名	ガーナ共和国（Republic of Ghana）	トーゴ共和国（Republic of Togo）	ベナン共和国（Republic of Benin）
首都	アクラ(Accra)	ロメ(Lome)	ポルトノボ(Porto-Novo)
面積	238,537km²(日本の約2/3)	56,785km²	112,622km²(日本の約1/3)
人口	約2,550万人(2012年：UNFPA)	630万人(2012年：UNFPA)	940万人(2012年：UNFPA)
言語	英語(公用語)	フランス語(公用語)，エヴェ語，カブレ語ほか	フランス語(公用語)
宗教	国民の約半数がキリスト教徒，イスラム教約15%，その他伝統的宗教	伝統的宗教67%，カトリック18%，イスラム教10%，プロテスタント5%	伝統的宗教65%，キリスト教20%，イスラム教15%
通貨	ガーナセディ	CFAフラン	CFAフラン
政体	共和制	共和制	共和制
元首	ジョン・ドラマニ・マハマ(John Dramani Mahama)大統領(2012年7月就任)	フォール・エソジンナ・ニャシンベ(Faure Essozimna Gnassingbe)大統領	ボニ・ヤイ(Boni Yayi)大統領
議会	一院制(定数230)	国民議会	国民議会(83議席)
主要産業	農業(カカオ豆) 鉱業(貴金属，非鉄金属)	農業(綿花，カカオ，コーヒー) 鉱業(リン鉱石)	農業(綿花，パームオイル) サービス業(港湾業)
GNI	394億ドル(2012年：世銀)	34.8億ドル(2011年：世銀)	70.77億ドル(2011年：WDI)
1人当たりGNI	1,550ドル(2012年：世銀)	570ドル(2011年：世銀)	780ドル(2011年：WDI)
経済成長率	7.2%(2012年：EIU)	5.0%(2011年：世銀)	3.5%(2011年：WDI)
物価上昇率	8.8%(2012年：EIU)	3.6%(2011年：EIU)	2.7%(2011年，WDI)
総貿易額	輸出：135.41億ドル 輸入：177.63億ドル (2012年暫定：ガーナ中央銀行)	輸出：903百万ドル 輸入：1,315百万ドル (2009年：EIU)	輸出：1,578百万ドル 輸入：2,136百万ドル (2012年)
主要貿易品目	輸出：金，カカオ豆・製品，木材 輸入：機械類，石油，食糧品	輸出：セメント，燐鉱石 輸入：石油製品，資本財，食品(2009年：EIU)	輸出：綿花，再輸出品 輸入：食品，石油製品 (2012年)
主要貿易相手国	輸出：南アフリカ，オランダ，英国，ベナン，ベルギー 輸入：米国，中国，ナイジェリア，フランス，ベルギー	輸出：ベナン，ブルキナファソ，ガーナ，中国 輸入：フランス，中国，ベルギー，インド(2010年：EIU)	輸出：インド，中国，インドネシア，ニジェール 輸入：中国，フランス，英国，米国 (2012年)
為替レート	1ドル=約2.55ガーナセディ(2014年3月現在)	655.957CFAフラン=1ユーロ(固定レート)	655.957CFAフラン=1ユーロ(固定レート)

〈典拠〉
外務省：ガーナ共和国」http://www.mofa.go.jp/mofaj/area/ghana/data.html 2014年6月28日 閲覧・取得
外務省：トーゴ共和国」http://www.mofa.go.jp/mofaj/area/togo/data.html 2014年6月28日 閲覧・取得
外務省：ベナン共和国」http://www.mofa.go.jp/mofaj/area/benin/data.html 2014年6月28日 閲覧・取得
より抜粋。

〈参考資料 5-1：ガーナ共和国地図〉

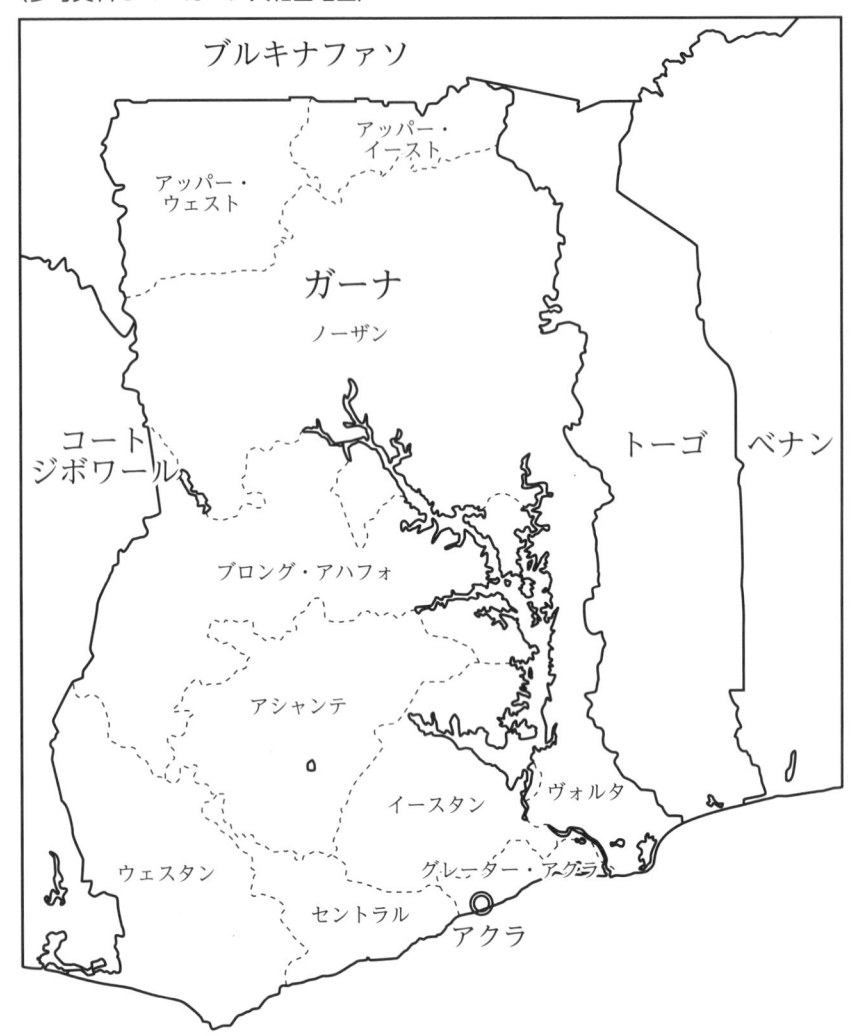

〈参考資料 5-2　ガーナ共和国のミレニアム開発目標指数〉

開　発　指　標		最　新　年	1990 年
極度の貧困の削減と飢餓の撲滅	所得が 1 日 1 ドル未満の人口の割合(%)	44.8(1990-2005 年)	
	下位 20%の人口の所得又は消費割合(%)		
	5 歳未満児栄養失調割合(%)	14.3(2008 年)	
初等教育の完全普及の達成	成人(15 歳以上)識字率(%)	66.6(2009 年)	54(1985 年)
	初等教育就学率(%)	84.0(2011 年)	54(1991 年)
ジェンダーの平等の推進と女性の地位の向上	女子生徒の男子生徒に対する比率(初等教育)	99.8(2011 年)	84.4
	女性識字率(15〜24 歳)(%) 男性識字率(15〜24 歳)(%)	78.9(2009 年) 81.2(2009 年)	
乳幼児死亡率の削減	乳児死亡率(出生 1000 件あたり)	51.8(2011 年)	76.7
	5 歳未満児死亡率(出生 1000 件あたり)	77.6(2011 年)	120
妊産婦の健康改善	妊産婦死亡率(出生 10 万件あたり)	350(2010 年)	630
HIV／エイズ，マラリア，その他の疾病の蔓延防止	成人(15〜49 歳)のエイズ感染率(%)	1.8(2009 年)	0.3
	結核患者数(10 万人あたり)	86(2010 年)	223
	マラリア患者数(10 万人あたり)	31,179(2008 年)	15,344(2000 年)
環境の持続可能性の確保	改善された水源を継続して利用できる人口(%)	86.0(2010 年)	54
	改善された衛生施設を継続して利用できる人口(%)	14.0(2010 年)	7
開発のためのグローバルパートナーシップの推進	債務元利支払総額割合(財・サービスの輸出と海外純所得に占める%)	3.4(2010 年)	38.4

〈典拠〉
外務省国際協力局編(2010)「政府開発援助(ODA)国別データブック　2009」倉田印刷　p. 431
外務省国際協力局編(2012)「政府開発援助(ODA)国別データブック　2011」ディグ　p. 418
外務省国際協力局編(2013)「政府開発援助(ODA)国別データブック　2012」シュタールジャパン p. 404
をもとに筆者作成。

〈参考資料6-1：トーゴ共和国地図〉

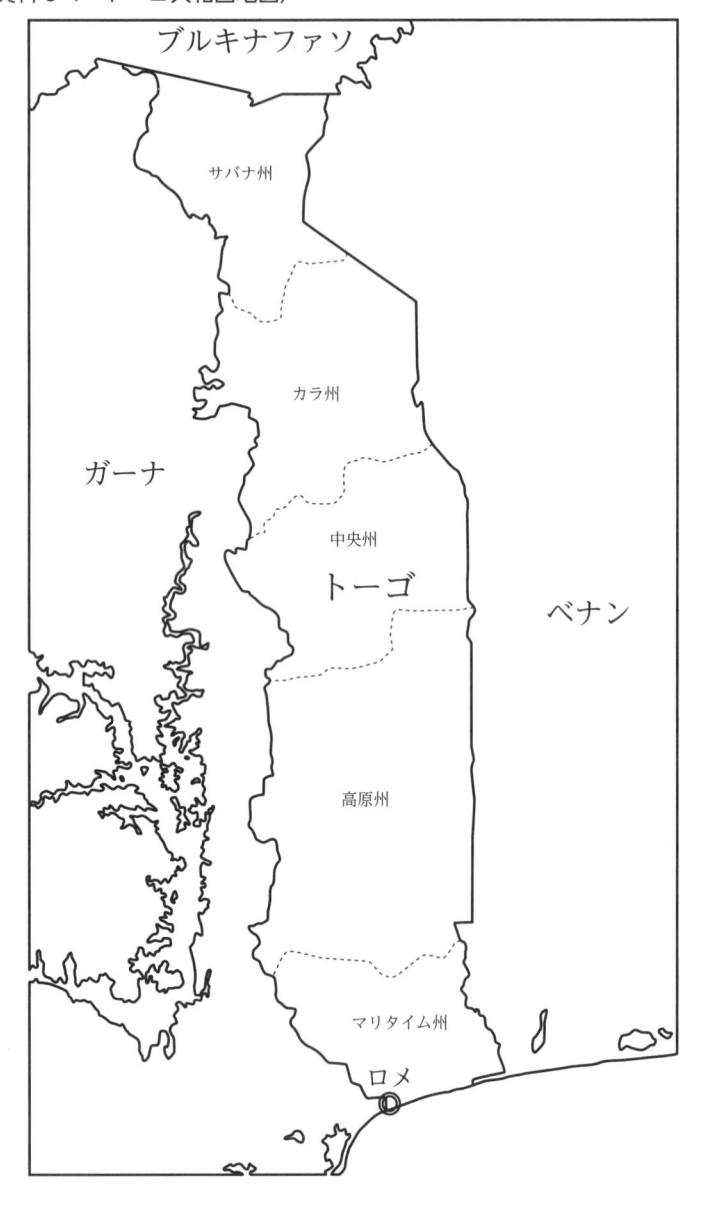

〈参考資料 6-2：トーゴ共和国のミレニアム開発目標指数〉

開 発 指 標		最 新 年	1990 年
極度の貧困の削減と飢餓の撲滅	所得が 1 日 1 ドル未満の人口の割合(%)	—	
	下位 20%の人口の所得又は消費割合(%)	—	
	5 歳未満児栄養失調割合(%)	20.5 (2008 年)	
初等教育の完全普及の達成	成人(15 歳以上)識字率(%)	53.2 (1999-2007 年)	41 (1985 年)
	初等教育就学率(%)	92.9 (2009 年)	62.3
ジェンダーの平等の推進と女性の地位の向上	女子生徒の男子生徒に対する比率(初等教育)	89.9 (2010 年)	64.5
	女性識字率の男性に対する比率(15～24 歳)(%)	63.6 (2005 年)	
乳幼児死亡率の削減	乳児死亡率(出生 1000 件あたり)	72.9 (2011 年)	87.4
	5 歳未満児死亡率(出生 1000 件あたり)	110.1 (2011 年)	150
妊産婦の健康改善	妊産婦死亡率(出生 10 万件あたり)	300 (2010 年)	650
HIV／エイズ,マラリア,その他の疾病の蔓延防止	成人(15～49 歳)のエイズ感染率(%)	3.2 (2009 年)	0.6
	結核患者数(10 万人あたり)	455 (2010 年)	308
	マラリア患者数(10 万人あたり)	30,388 (2008 年)	7,701 (1998 年)
環境の持続可能性の確保	改善された水源を継続して利用できる人口(%)	61.0 (2010 年)	49
	改善された衛生施設を継続して利用できる人口(%)	13.0 (2010 年)	13
開発のためのグローバルパートナーシップの推進	債務元利支払総額割合(財・サービスの輸出と海外純所得に占める%)	4.4 (2009 年)	12.3

〈典拠〉
外務省国際協力局編(2010)「政府開発援助(ODA)国別データブック　2009」倉田印刷　p.596
外務省国際協力局編(2012)「政府開発援助(ODA)国別データブック　2011」ディグ　p.583
外務省国際協力局編(2013)「政府開発援助(ODA)国別データブック　2012」シュタールジャパン p.571
をもとに筆者作成。

〈参考資料 7-1：ベナン共和国地図〉

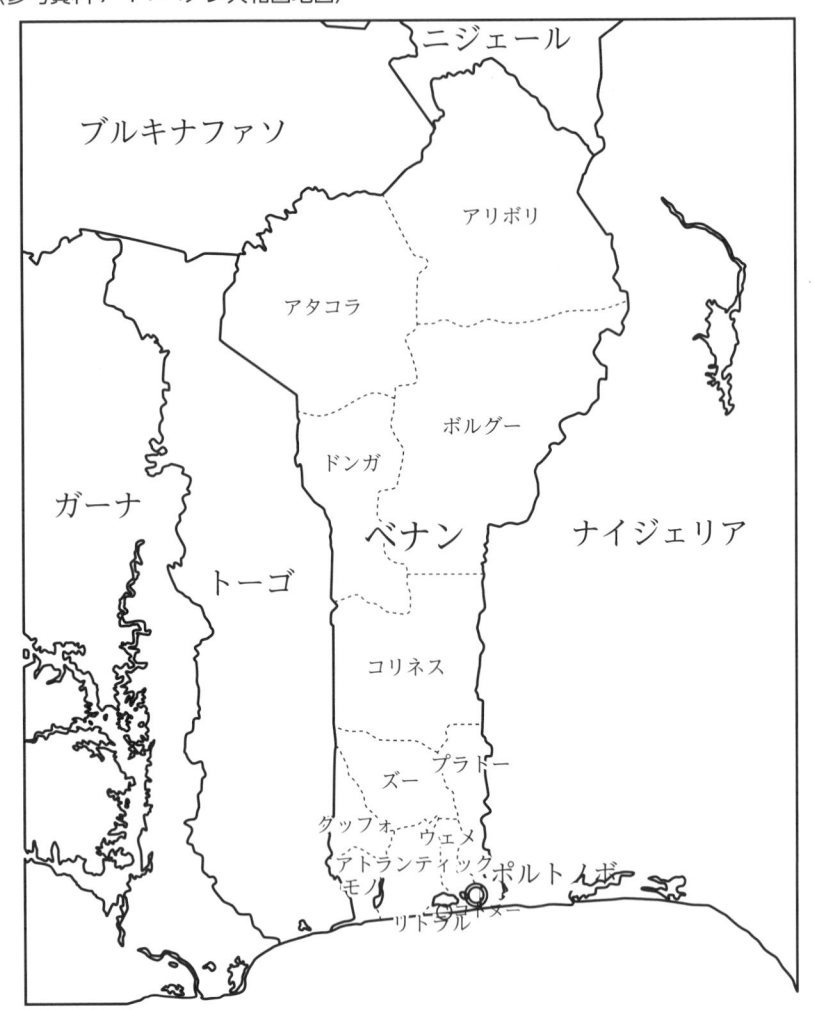

〈参考資料 7-2：ベナン共和国のミレニアム開発目標指数〉

開発指標		最新年	1990年
極度の貧困の削減と飢餓の撲滅	所得が1日1ドル未満の人口の割合(%)	30.9 (1990-2005年)	
	下位20%の人口の所得又は消費割合(%)	7.4 (2003年)	
	5歳未満児栄養失調割合(%)	23 (2000-2006年)	
初等教育の完全普及の達成	成人(15歳以上)識字率(%)	41.7 (2009年)	27 (1985年)
	初等教育就学率(%)	93.8 (2010年)	41.2
ジェンダーの平等の推進と女性の地位の向上	女子生徒の男子生徒に対する比率(初等教育)	87.1 (2010年)	52.5
	女性識字率(15～24歳)(%) 男性識字率(15～24歳)(%)	43.4 (2009年) 64.9 (2009年)	
乳幼児死亡率の削減	乳児死亡率(出生1000件あたり)	67.9 (2011年)	107
	5歳未満児死亡率(出生1000件あたり)	106 (2011年)	184
妊産婦の健康改善	妊産婦死亡率(出生10万件あたり)	350 (2010年)	790
HIV／エイズ，マラリア，その他の疾病の蔓延防止	成人(15～49歳)のエイズ感染率(%)	1.2 (2009年)	0.2
	結核患者数(10万人あたり)	94 (2010年)	77
	マラリア患者数(10万人あたり)	35,555 (2008年)	10,697 (1997年)
環境の持続可能性の確保	改善された水源を継続して利用できる人口(%)	75.0 (2010年)	56
	改善された衛生施設を継続して利用できる人口(%)	13.0 (2010年)	5
開発のためのグローバルパートナーシップの推進	債務元利支払総額割合(財・サービスの輸出と海外純所得に占める%)	2.5 (2009年)	9.9

〈典拠〉
外務省国際協力局編(2010)「政府開発援助(ODA)国別データブック　2009」倉田印刷　p.636
外務省国際協力局編(2012)「政府開発援助(ODA)国別データブック　2011」ディグ　p.619
外務省国際協力局編(2013)「政府開発援助(ODA)国別データブック　2012」シュタールジャパン p.601
をもとに筆者作成。

〈参考資料8:ブルーリ潰瘍治療にかかる費用〉

麻酔	20,000〜50,000 セディ(約 300〜500 円)
潰瘍切除	50,000〜10,000 セディ(約 800〜1,600 円)
皮膚移植	20,000〜50,000 セディ(約 300〜800 円)
消毒包帯	80,000〜100,000 セディ(約 1,200〜1,600 円)
術後処置	20,000 セディ/1 日(約 300 円)
その他	20,000 セディ(約 300 円)
合計	654,000 セディ〜785,000 セディ(約 10,000〜14,000 円)

(ガーナ共和国 Agogo Hospital 実績:2000 年)

〈典拠〉「神戸国際大学ブルーリ潰瘍問題支援プロジェクト」
http://www.h6.dion.ne.jp/~nkf-info/bu/aboutburuli_3.html

写真でみるアフリカ

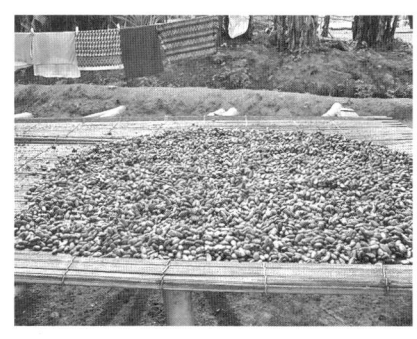

カカオ豆(ガーナ共和国, 2006 年 3 月 11 日)

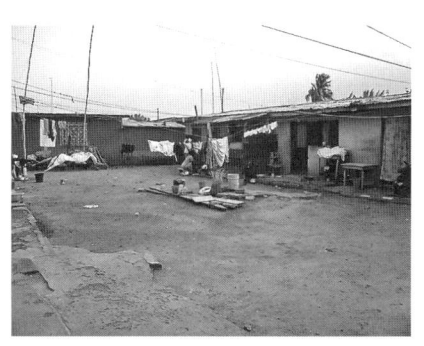

集落(ガーナ共和国, 2006 年 3 月 11 日)

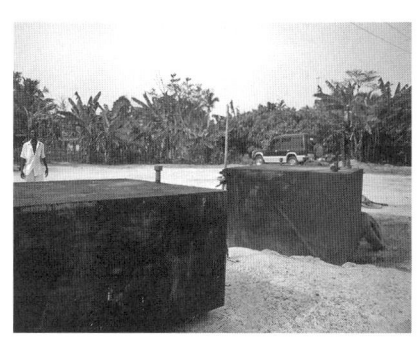

ガソリンスタンド(ガーナ共和国, 2006 年 3 月 11 日)

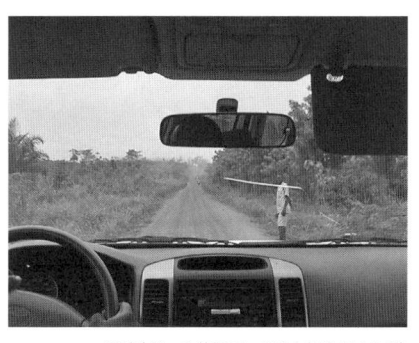

道路(ガーナ共和国, 2006 年 3 月 16 日)

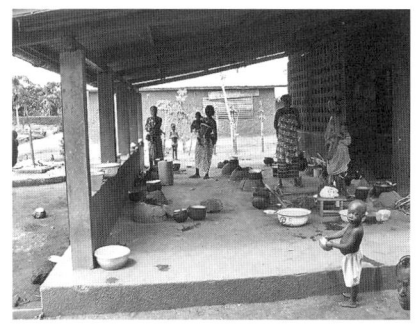

炊き出しの様子(ベナン共和国, 2007 年 3 月 16 日)

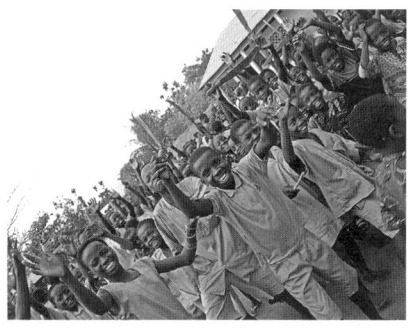

子どもたち(ベナン共和国, 2007 年 3 月 16 日)

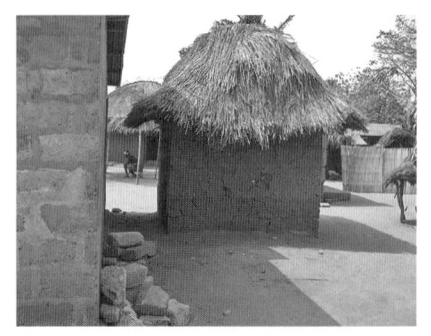

土壁の集落(トーゴ共和国, 2009 年 3 月 28 日)

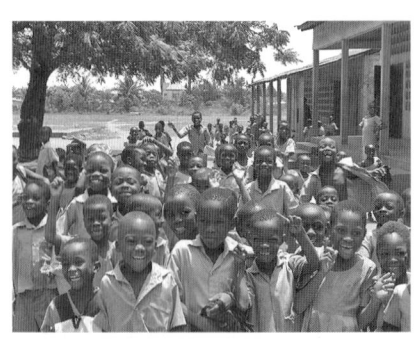

子どもたち(トーゴ共和国, 2010 年 3 月 15 日)

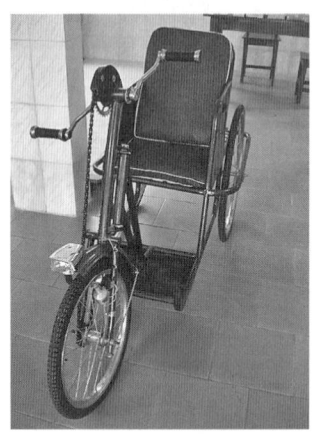

手こぎの自転車(ベナン共和国, 2010 年 3 月 18 日)

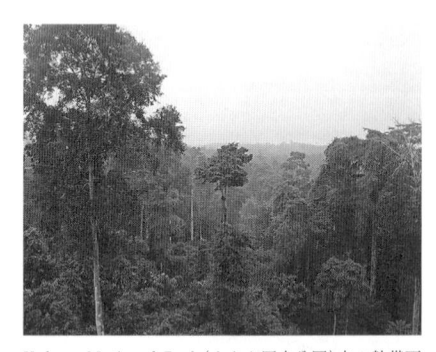

Kakum National Park(カクム国立公園)内の熱帯雨林(ガーナ共和国, 2011 年 8 月 28 日)

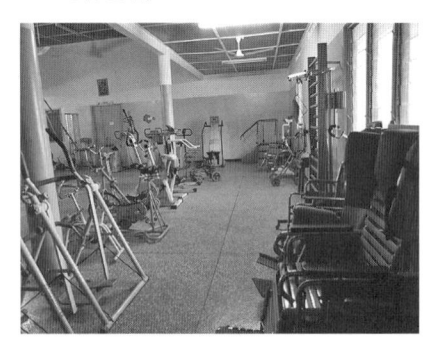

リハビリ施設(ガーナ共和国, 2011 年 8 月 29 日)

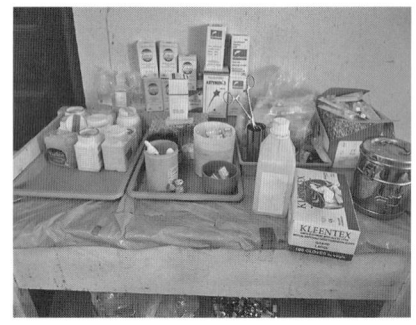

医療器具(ガーナ共和国, 2011 年 8 月 30 日)

写真でみるアフリカ　161

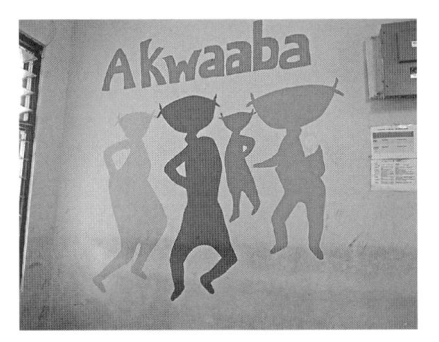

病棟内(ガーナ共和国，2011 年 8 月 30 日)
※ Akwaaba はガーナの現地語(チュイ語)で「ようこそ」という意味。

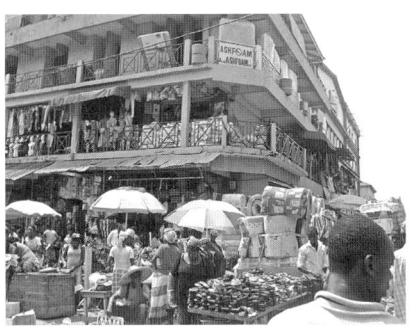

マーケット(ガーナ共和国，2011 年 9 月 1 日)

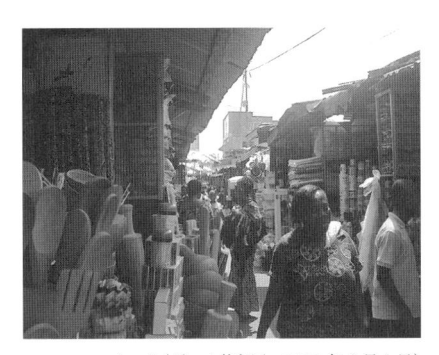

マーケット(ガーナ共和国，2011 年 9 月 1 日)

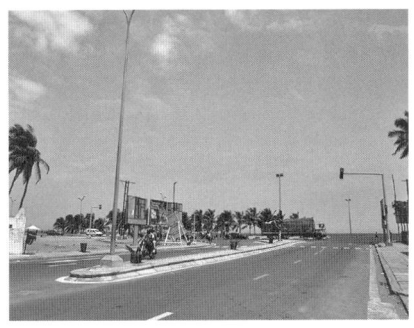

トーゴ共和国ロメ市内(2012 年 8 月 27 日)

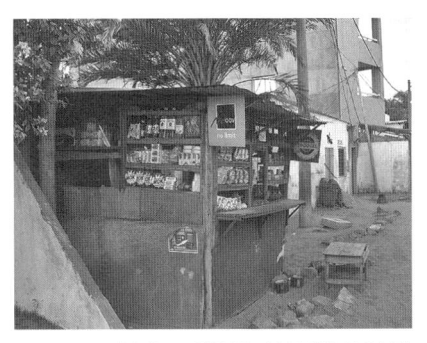

商店(トーゴ共和国，2013 年 8 月 24 日)

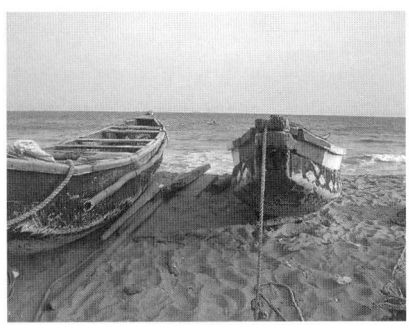

漁船(トーゴ共和国，2013 年 8 月 25 日)

初 出 一 覧

　初出は次の通りである。①～⑥は博士論文執筆に際し修正・加筆を行い組み入れ，⑦～⑨は本書執筆にあたり，新たに組み込んだものである。

① 新山智基・福西征子(2009)「グローバリゼーションと顧みられない熱帯病―ブルーリ潰瘍の事例―」『セミナー医療と社会』セミナー医療と社会　第34号　pp. 26-40
　　　　　　　　　　　　　　　［第1章　第1節および第2節／第2章　第1節］

② 新山智基(2009)「ブルーリ潰瘍問題をめぐる国際NGOの動向―神戸国際大学ブルーリ潰瘍問題支援プロジェクトの果たしてきた役割を中心に―」『コア・エシックス』立命館大学大学院先端総合学術研究科　Vol. 5　pp. 251-260
　　　　　　　　［第2章　第2節および第4節／第4章　第1節および第2節，第3節］

③ 下村雄紀・藤倉哲哉・新山智基・福西和幸・圓純一郎(2009)「ブルーリ潰瘍問題に対する小規模NGO支援の可能性：Project SCOBUの事例」『神戸国際大学紀要』神戸国際大学学術研究会　第77号　pp. 1-14
　　　　　　　［第2章　第2節および第3節／第3章　第2節／第4章　第2節および第4節］

④ 新山智基(2010)「顧みられない熱帯病・ブルーリ潰瘍問題における医療NGOの展開―市民社会を手掛かりとして―」立命館大学生存学研究センター編『生存学』生活書院　Vol. 2　pp. 238-248
　　　　　　　　　　　　　　　　　　　　　　［第1章　第3節／第2章　第3節］

⑤ 新山智基(2010)「感染地域の社会経済的現状とWHO，医療中心型援助の限界―ブルーリ潰瘍の事例―」『コア・エシックス』立命館大学大学院先端総合学術研究科　Vol. 6　pp. 287-297
　　　　　　　　　　　　　　　　　　　　　　　　　　　　　　　　　　　［第3章］

⑥ 下村雄紀・新山智基・小枝英輝・藤倉哲哉・成瀬進・福西和幸(2010)「教育・リハビリテーション支援の複合的アプローチ：西アフリカにおける国際NGO活動のための事例研究」『神戸国際大学紀要』神戸国際大学学術研究会　第79号　pp. 1-23
　　　　　　　　　　　　　　　［第1章　第3節／第2章　第3節／第3章　第4節］

⑦ 下村雄紀・藤倉哲哉・福西和幸・新山智基・小枝英輝・成瀬進(2011)「西アフリカのブルーリ潰瘍の動向とNGO支援の展開：神戸国際大学ブルーリ潰瘍問題支援プロジェクトの活動を通じて」『モダンメディア』栄研化学　第57巻第4号　pp. 1-8
　　　　　　　　　　　　　　　　　　　　　　　　　　　　　　　［第4章　第4節］

⑧ 新山智基(2012)「ガーナ共和国アシャンティ州におけるブルーリ潰瘍と国民健康保険制度の実態」『日本ハンセン病学会雑誌』日本ハンセン病学会　第 81 巻第 3 号　pp. 185-190

[第 5 章　第 1 節]

⑨ 新山智基(2013)「トーゴ共和国における顧みられない熱帯病・ブルーリ潰瘍と国際協力」『日本ハンセン病学会雑誌』日本ハンセン病学会　第 82 巻第 3 号　pp. 99-105

[第 5 章　第 1 節]

あ と が き

　私自身が，ブルーリ潰瘍についてはじめて知ったのは，大学時代(2004年，大学3年)である。そのころはじめたボランティア活動も，今年2014年で丸10年となった。出身大学である神戸国際大学の国際NGO団体「神戸国際大学ブルーリ潰瘍問題支援プロジェクト(Project SCOBU)」の活動を通じ，これまで多くのことを学んできた。ここでの取り組みをきっかけとして，自分自身でなにかできないかと考えた末，2006年から大学院に進学し，本研究を開始することになる。なにかできないか，知られていない(顧みられていない)ことを伝えたい，このふたつの思いは今でも変わることはない。ボランティア活動に携わって10年，そして研究を続けてきたこの8年間の成果として，本書を刊行できたことを大変光栄に思う。

　本書は，2010年度に提出した学位論文(博士論文)「顧みられない熱帯病〈ブルーリ潰瘍問題〉に対する感染症対策ネットワーク構築と小規模NGOの役割」(立命館大学大学院先端総合学術研究科，2011年3月)をもとに，加筆・修正を加えたものである。

　本書の完成にあたっては，多くの方々に多大なお力添えをいただいた(ご所属は2014年7月現在のものである)。後藤玲子先生(一橋大学経済研究所)には，本書のもとになる博士論文の主査となっていただき，ご指導頂いた博士課程の3年間，的確な助言と細やかなご指導，多くの励ましをいただいた。ここに深く感謝を申し上げます。立岩真也先生(立命館大学大学院先端総合学術研究科)には，様々な面から有益なコメント，また大学院生活における多くの助言もいただいた。心からお礼を申し上げます。渡辺公三先生(立命館大学大学院先端総合学術研究科)には，機会あるごとにアフリカや人類学の視点から多くの助言をいただいた。この場をお借りして深くお礼を申し上げます。学外の論文審査員として携わってい

だいた峯陽一先生(同志社大学グローバル・スタディーズ研究科)には，アフリカやNGO 活動をはじめとする多様な面で的確な示唆をいただいた。また，現在所属している日本学術振興会特別研究員の受入研究者を快くお引受けいただき，心から感謝を申し上げます。

また，本論文の基盤には，神戸国際大学ブルーリ潰瘍問題支援プロジェクト(Project SCOBU)の多大なご協力があった。本プロジェクトに携わり，私の大学時代の指導教官でもある下村雄紀先生(神戸国際大学経済学部)をはじめ，藤倉哲哉先生(神戸国際大学経済学部)，福西和幸先生(神戸国際大学非常勤講師)，小枝英輝先生(神戸国際大学リハビリテーション学部)，成瀬進先生(神戸国際大学リハビリテーション学部)には，様々な情報と助言をいただき，ここに深く感謝を申し上げます。

さらに，ブルーリ潰瘍研究の先駆者である福西征子先生(国立療養所松丘保養園名誉園長)には専門的な立場からご指導いただいた。ここに深く感謝を申し上げます。

本論文の調査にあたっては，キンスリィ・アシエドゥ博士(WHO 感染症部門ブルーリ潰瘍問題主任)をはじめ，クリスチャン・ジョンソン博士(当時ベナン厚生省担当官)，フランツ・ワイデマン氏(NGO 団体，DAHW (Deutsche Lepra- und Tuberkulosehilfe e. V.)の現地責任者)，コミ・アメクセ博士(Dr. Komi Amekuse)，リチャード・フィリップス博士(ガーナ共和国国立クワメ・エンクルマ科学工科大学医学部)のご協力が欠かせない。現地訪問先のコーディネートをはじめ，有益な情報を得る機会をいただいた。この場をお借りして深くお礼を申し上げます。

最後に，本書の刊行に尽力下さった学文社の田中千津子氏，松尾陽一郎氏には，心より感謝を申し上げます。

本書における研究調査に関しては，2009-2010 年度科研費(特別研究員奨励費，研究課題番号：09J08622)「グローバルな感染症対策ネットワークの構築可能性について—ブルーリ潰瘍を事例として」及び 2012-2014 年度科研費(特別研究員奨励費，研究課題番号：12J02074)「西アフリカ社会にみる顧みられない熱帯病・ブ

ルーリ潰瘍の影響とNGO支援の展開」，2009年度・2011年度生存学若手研究者グローバル活動支援助成，神戸国際大学ブルーリ潰瘍問題支援プロジェクト研究助成をもとに実施された。本書はその研究成果である。

　本書は，「独立行政法人日本学術振興会　平成26年度科学研究費助成事業（科学研究費補助金・研究成果公開促進費）課題番号：265277」の助成を得て刊行することができた。このような貴重な機会を与えていただいたことに感謝申し上げます。

　最後に，本書の執筆にあたり，日本の関係者の皆様，WHOの関係者の皆様，ガーナ共和国，ベナン共和国，トーゴ共和国の関係者の皆様に，この場をお借りして心から感謝の気持ちを申し上げたい。そして，本書が少しでも顧みられない熱帯病・ブルーリ潰瘍を知るきっかけとなることを切に願っている。

2014年5月3日

　　　　　　　　　　　　　　　　　　　　　　　　　　　新山　智基

欧文索引

ANESVAD　5, 49, 52, 55, 65, 66, 67, 69, 104, 105, 117, 124
DAHW　60, 63, 64, 72, 102, 116, 117, 120, 128
GBUI　5, 46, 49, 52, 65, 67, 69, 76, 89, 101, 104, 129
IMF　22
NBUCP　5, 52, 54, 60, 69, 115-117
Nobule　43, 70
OECD　22
Oedematous form　44
Papule　43
Plaque　43
Project SCOBU　48, 55, 57, 59, 63, 64, 85, 93, 95, 117, 120, 126, 127, 129
SARS　1
UNDP　22, 24, 74, 75, 92
UNICEF　74, 75, 92, 114
WHO　1, 15, 17, 34, 39, 40, 46, 49, 55, 57, 60, 65, 69, 74, 76, 83, 90, 92, 93, 96, 97, 99, 102, 104-106, 109, 112-114, 116-120, 122, 126, 128-130

和文索引

あ 行

アミカシン　70, 76, 79
アルマ・アタ宣言　24
医療的多元論　87
インターナショナル・ヘルス　25
インフラ　2, 4, 20, 27, 31, 77, 81, 100, 117, 118, 124, 128
ウガンダ　40, 85, 150
HIV/エイズ　1, 12, 15, 19, 21, 24, 30, 55, 60, 66, 75, 124
エボラ出血熱　12

か 行

ガーナ　5, 6, 42, 45, 48-50, 52, 56, 57, 66, 67, 69, 71, 76, 78, 80, 85, 87, 89, 90, 93, 98, 109, 112, 115, 117-120, 124, 130, 131, 150, 151-153
開発援助　3, 22, 24, 33, 124
顧みられない熱帯病　1, 2, 3, 5, 8, 9, 14, 16-20, 22, 39, 76, 82, 95, 109, 123-125, 129
カメルーン　6, 42, 85, 98
グローバル化　3, 9, 13-15, 30, 123
グローバル感染症警報・対応ネットワーク　75
グローバル・ヘルス　25
結核　15, 19, 22, 39, 46, 64, 73, 75, 76
公衆衛生　2, 3, 14, 24, 42, 49, 50, 52-53, 67, 83, 85, 96, 114, 127
コードジボワール　6, 12, 20, 41, 46, 47, 56, 57, 78, 85, 98, 99, 109, 150
国際NGO　2, 3, 87, 107, 108, 120, 124
国際協力　23, 25, 26, 33, 109
国民健康保険法　115
コトヌー宣言　5, 47, 48, 72, 127
固有要因　32, 33, 126

さ 行

サハラ以南アフリカ　2, 18, 28, 90, 97, 127
市場経済　13
就学復帰　6, 7
呪術　23, 33, 86-88
巡回診療　6, 54, 99
小規模 NGO　3, 6-9, 106-108, 110, 118, 113, 117, 120, 121, 122, 125, 130, 131
植民地　8, 12, 23, 29
ストレプトマイシン　59, 70, 76, 78, 79
頭脳流出　89, 90
スリム病　15
精霊信仰　18, 53, 86
世界銀行　22, 75, 92
世界保健総会　5, 47
セント・マーティンズ病院　56, 57, 85, 86, 89

た 行

デング熱　14, 16, 35, 40, 75
伝染性感染症　11
トーゴ　6, 7, 20, 42, 51, 56, 57, 60, 69, 71, 72, 85, 98, 102, 112, 116-120, 128, 130, 131, 150, 151, 154, 155
特定非営利活動促進法　26
トリクル・ダウン　13

な 行

西アフリカ　3, 6, 12, 20, 29, 41, 47, 50, 56, 57, 60, 65, 78, 85, 104, 124, 130, 131
日本財団　5, 46, 50, 65, 66, 72, 104
人間開発　24
人間の安全保障　24

熱帯病医学特別研究訓練プログラム　75, 76, 83, 113, 114

は 行

パイロットケース　120, 125, 126, 129
パプアニューギニア　41, 98, 100
ハンセン病　1, 7, 16, 18, 36, 39, 40, 46, 59, 60, 61, 64, 65, 66, 69, 72, 73, 75, 76, 93, 104, 115, 128
非伝染性感染症　11
病院内教育　6, 7, 59, 64, 102, 125
フィールド・オペレーター　7, 54, 62, 63, 98, 102
風土病　1, 8, 11, 12, 15, 24, 75
プライマリー・ヘルス・ケア　24, 75
ブルーリ潰瘍　1, 12, 16, 18, 29, 34, 39, 76, 83, 84, 89, 95, 112, 113, 117, 119, 123, 158
ブルーリ潰瘍こども教育基金　6, 7, 59, 64, 96, 98, 101
ブルキナファソ　20, 41, 150
ブルントラント委員会　30
Project SCOBU　6, 49, 125, 128
ベナン　5-7, 20, 42, 48, 52, 56-58, 67-69, 71, 72, 78, 79, 85, 96, 98, 101-112, 117, 118-120, 128, 130, 131, 150, 151, 156, 157
ヘルス・ワーカー　52, 55, 61, 78, 87, 118, 119

ま 行

マイコバクテリウム・アルセランス　4, 42, 76, 82, 83
マラリア　13, 15, 21, 22, 46, 55, 75, 92
ミレニアム開発目標　2, 3, 21, 36, 90, 123

や 行

ヤムスクロ宣言　5, 46, 48, 72, 76

ら 行

理学療法　61, 67, 76, 80, 81, 102, 109

リハビリテーション　58, 61, 67, 76, 81, 105

リファンピシン　43, 59, 70, 76, 78, 79, 81

著者紹介

新山　智基（にいやま　ともき）

1983 年	広島県生まれ
2011 年	立命館大学大学院先端総合学術研究科先端総合学術専攻一貫制博士課程修了［博士（学術）］
現　在	日本学術振興会特別研究員 PD
専　門	社会学，国際協力論

主な業績　（著書）
『世界を動かしたアフリカの HIV 陽性者運動——生存の視座から』（生活書院，2011 年）
「第 2 部　各国社会福祉の現状——ガーナ共和国」『世界の社会福祉年鑑 2011 年版』（共著，旬報社，2011 年）
「しのび寄る疾病の恐怖——梅毒・HIV／エイズ・ウエストナイル熱をつうじて」『リメディアル世界史入門』（共著，創成社，2014 年）
（論文）
「グローバリゼーションと顧みられない熱帯病—ブルーリ潰瘍の事例—」『セミナー医療と社会』（共著論文，セミナー医療と社会，第 34 号，2009 年）

顧みられない熱帯病と国際協力
―ブルーリ潰瘍支援における小規模 NGO のアプローチ―

2014年9月10日　第一版第一刷発行

著　者　　新山　智基

発行者　田中　千津子　　〒153-0064　東京都目黒区下目黒 3-6-1
　　　　　　　　　　　　電話　03（3715）1501 (代)
発行所　㈱ 学 文 社　　FAX 03（3715）2012
　　　　　　　　　　　　http://www.gakubunsha.com

©2014 NIIYAMA Tomoki, Printed in Japan
乱丁・落丁の場合は本社でお取替えします。　　印刷　新灯印刷㈱
定価は売上カード，カバーに表示。

ISBN978-4-7620-2473-3